AYUNO INTERMITENTE Y DIETA CETOGÉNICA

UN RETO SENCILLO PARA QUE HOMBRES Y MUJERES PRINCIPIANTES PUEDAN MAXIMIZAR LA PÉRDIDA DE PESO SALUDABLE CON LA DIETA KETO

AMY MOORE

ÍNDICE

INTRODUCCIÓN

Por qué seguir esta dieta

A diferencia de lo que muchas personas dicen acerca de lo fácil que es perder peso y mantenerse saludable y en forma, perder peso puede ser muy difícil, aun cuando uno se esfuerce mucho.

Intentar caber en la ropa que uno tiene hace años puede ser especialmente frustrante. Incluso una prenda de ropa costosa puede perderse si no te queda después de un período de tiempo corto.

Las personas tienen diferentes diferentes puntos de vista respecto de la pérdida de peso, mantenerse saludable y en forma, pero la mayoría de las veces es bastante difícil.

El desafío de estar en forma, saludable y perder peso es bastante arduo.

Uno puede haber pasado por varios programas para perder peso, desafíos y demás, pero todo parece ser en vano. La razón por la que la mayoría de los programas para perder peso son difíciles de cumplir tiene que ver con nuestros horarios, el tipo de trabajo que tenemos, nuestras responsabilidades y varios otros factores.

Estos programas y dietas también afectan nuestros niveles de energía. No puedo imaginarme trabajando en una fábrica y teniendo que seguir una dieta estricta que me quita la energía y reduce mi rendimiento en el trabajo.

Varios estudios han demostrado otra razón importante que hace que la pérdida de peso sea difícil: otros programas fallidos que el individuo ha intentado previamente. Es posible que te hayas involucrado en dietas que fracasaron, es decir, que no resultaron, y eso es desalentador.

Pero, ¿qué pasa si te digo que hay una manera en que perder peso puede ser eficaz, fácil e incluso producir resultados activos y positivos? Puede ser difícil de creer debido a experiencias anteriores, pero la investigación ha demostrado que a través del ayuno intermitente y la dieta cetogénica, perder peso y mantenerse saludable y en forma se han vuelto más eficientes. Investigaciones y estudios han revelado que el ayuno intermitente tiene un importante efecto en la pérdida de peso y de grasa corporal. También disminuye los niveles de insulina y azúcar en sangre. Además, el ayuno intermitente disminuye el colesterol en sangre y reduce la inflamación. También se ha demostrado que activa la limpieza celular mediante la estimulación de la autofagia [este descubrimiento ha sido galardonado con el Premio Nobel de Medicina 2016]. El ayuno intermitente previene la aparición de Alzheimer y alarga la vida de las personas.

La dieta cetogénica, por otro lado, ha demostrado ser mejor que la mayoría de las dietas al ayudar a personas con obesidad, hipertensión, hiperglucemia, cardiopatías, hígado graso, cáncer, migrañas, enfermedad de Alzheimer, enfermedad de Parkinson, diabetes tipo 2, diabetes tipo 1 y otras. Aunque no corras riesgo de padecer ninguna de las afecciones mencionadas antes, se ha determinado que la dieta cetogénica es muy beneficiosa para ti. Algunos de los beneficios que un gran número de personas experimentan incluyen una mejor función cerebral, una composición corporal mejorada, un gran aumento de energía y una rápida disminución de la inflamación.

Como puedes ver, la dieta cetogénica tiene un amplio y extenso catálogo de beneficios, pero la pregunta es ¿es mejor que otras dietas?

Muchas personas han dado testimonio de la eficacia del ayuno intermitente y el ayuno cetogénico.

A continuación, una historia maravillosa de éxito de una mujer que bajó 22 kilos en cuatro meses: "No me siento tan hinchada ni enferma como antes. Me siento más saludable porque no estoy introduciendo alimentos dañinos en mi cuerpo... También han mejorado enormemente mi ansiedad y depresión porque no me siento como antes, me siento eufórica y maravillosa".

Habiendo respaldado la eficacia del ayuno intermitente y la dieta cetogénica, debe señalarse que es necesario tener en cuenta la prescripción de un médico.

Me vienen a la mente muchas preguntas: ¿qué hace

que la dieta cetogénica sea distinta de otras dietas? ¿Por qué debe tomarse en serio? ¿Es el ayuno intermitente otra palabra para definir la inanición?'

Esas preguntas serán contestadas en este libro.

1

¿QUÉ SIGNIFICA EL AYUNO INTERMITENTE?

La palabra ayuno significa literalmente abstenerse de toda comida. Para un no versado en la materia, podría significar inanición, pero ese no es el significado exacto. Ayuno es el proceso de abstenerse de consumir alimentos de manera intencional. También puede ser la no ingesta de ciertos tipos de alimentos debido a creencias religiosas.

Estar en ayunas deriva de un motivo, es decir, se persigue algo. Se puede hacer debido a ciertas creencias religiosas. También se puede hacer para lograr la pérdida de peso y para mantenerse saludable y en forma. Esto puede sonar irónico para la mayoría de las personas. ¿Cómo puede el ayuno, que implica pasar hambre, hacer que mi cuerpo se mantenga saludable y en forma? Bueno, las investigaciones han demostrado que el acto de ayunar puede ser beneficioso para el sistema humano.

La palabra intermitente significa que ocurre a intervalos de tiempo. También puede significar que una actividad no sucede de forma continua o constante.

El 'ayuno intermitente' es el acto de abstenerse de comer en un horario irregular.

El ayuno intermitente es una herramienta importante para lograr perder peso y una vida saludable. En la actualidad, el ayuno intermitente es uno de los programas de salud y acondicionamiento físico más populares, que nos permite mantenernos en forma y saludables.

El ayuno intermitente puede definirse como un patrón de alimentación que alterna entre períodos de ayuno y períodos de alimentación. En este sentido, no puede decirse que sea una dieta, sino más bien un patrón de alimentación. Las rutinas de ayuno intermitente más comunes incluyen un ayuno diario de 16 horas, o uno de 24, dos veces por semana.

EVOLUCIÓN HISTÓRICA DEL AYUNO INTERMITENTE

El ayuno existe desde hace siglos, es una práctica que se ha llevado a cabo a lo largo de la evolución humana. Los antiguos cazadores y recolectores no tenían centros comerciales, supermercados, refrigeradores, congeladores para preservar los alimentos. No había alimentos que duraran todo el año. A veces no lograban encontrar nada para comer. Como consecuencia, el hombre evolucionó para poder funcionar sin alimentos por un período de tiempo largo.

Se puede decir que no ha habido un momento en la historia del hombre en el que no se haya practicado el ayuno. En cada escritura de la antigüedad sobre culturas, geografía y religiones, hay una mención contundente e importante del ayuno.

En India, Grecia y Egipto antiguos, el ayuno era usado como una herramienta muy útil en el fortalecimiento curativo del espíritu del hombre, y en la prevención de problemas de salud.

En la cultura griega, el ayuno contemporáneo es totalmente diferente al que practicaban sus predecesores. En la actualidad, los productos de origen animal deben ser evitados, mientras que en la época de los predecesores, debían ser evitados todos los alimentos y solo se tomaba agua. Se ha documentado que uno de los padres de las matemáticas y gran filósofo, Pitágoras [580-500 a. C.], practicaba el ayuno de manera sistemática durante 40 días con la concepción o creencia de que eso aumentaba rápidamente la percepción mental, la capacidad de innovación y la creatividad, una noción que los científicos de hoy en día han probado que es acertada. También está bien documentado que Pitágoras y sus seguidores diligentes eran vegetarianos estrictos.

Platón [427-347 a. C.], devoto seguidor y discípulo de Sócrates, había dividido la medicina en verdadera y falsa, siendo la verdadera aquella que daba salud: la misma incluía el ayuno.

Hipócrates [460-357 a. C.], el renombrado padre de la medicina moderna, fue quien inventó y creó la dieta mediterránea, y también trasladó el ayuno del ámbito de la filosofía a una necesidad médica. Hizo mención de lo siguiente en relación con el ayuno de una persona enferma. A continuación se muestra solo un pequeño extracto: "La adición de alimentos debe ser más escasa, ya que a menudo es útil retirarlos completamente mientras el paciente pueda soportarlo y hasta que la enfermedad alcance su madurez. Si el cuerpo es depurado, cuanto más lo alimentes más se deteriorará. Cuando se alimenta a un paciente de manera excesiva, la enfermedad también se alimenta... el exceso va en contra de la naturaleza".

Los griegos primitivos habían hecho la observación de que los períodos de ayuno provocaban que las convulsiones de un epiléptico fueran menos frecuentes y menos severas. Los medicamentos anticonvulsivos no existieron hasta la década de 1950. Los griegos también creían que el ayuno mejoraba el estado de alerta cognitiva de una persona.

El ayuno también fue mencionado en la Biblia, donde se mencionaron eventos varios de ayunos de 40 días, incluyendo los de Elías y Jesús.

El ayuno también está presente en la historia islámica: los musulmanes ayunan desde el amanecer hasta el atardecer durante el período sagrado del Ramadán. Es el período de ayuno mejor estudiado. Es muy diferente de cualquier otro período de ayuno porque los líquidos también están prohibidos. Es decir que pasan por un período de deshidratación leve, y está permitido comer antes de la salida del sol y después de la puesta del sol.

El ayuno ha sido practicado a lo largo de la historia y ha evolucionado junto con el hombre. Alrededor del siglo XIV, el ayuno fue debidamente practicado por Santa Catalina de Siena.

Si echamos un vistazo crítico, el ayuno se ha venido practicando cada vez más en las últimas décadas, pero la pregunta es ¿por qué este cambio tan repentino? Es lo que me gustaría llamar "la iluminación". Las personas empiezan a ver que hay más en el ayuno que ser devoto: el acto de ayunar tiene beneficios médicos y de salud.

TESTIMONIOS SOBRE EL AYUNO INTERMITENTE

Los testimonios sobre el ayuno intermitente también se presentan en varias formas, porque las personas que lo practicaron vieron resultados que fueron una gran sorpresa.

Nosotros, los humanos, hemos tenido el hábito de practicar el ayuno intermitente desde el inicio de los tiempos, pero ahora se ha convertido en una herramienta increíble y muy útil en el mundo del bienestar físico.

La belleza del ayuno intermitente está en que un individuo puede comer todo lo que se le antoje porque ciertamente no es una dieta, es un patrón de alimentación.

Definitivamente puedes hacer una dieta cetogénica si la consideras conveniente, pero es muy aconsejable para obtener mejores resultados.

Algunas personas consumen la misma cantidad de calorías con ayuno intermitente que sin ayuno intermitente; un gran número de personas observan una disminución en la ingesta de calorías debido a que es más fácil saciarse más rápido en un período de tiempo más corto. El ayuno intermitente es válido para todos. Algunas mujeres han dado testimonio de su eficacia y de cómo ha transformado y renovado sus vidas de manera increíble. A continuación se presentan testimonios de varias personas sobre cómo el ayuno intermitente ha transformado sus vidas y les ha dado una razón para volver a sonreír:

Estos testimonios han sido tomados de diferentes páginas web y serán citados como notas al pie de página, y también al final del libro.

Rachel, una mujer de 23 años, dijo: "Me tomo muchas fotos para comparar, me mantiene motivada. Es una locura pensar que he perdido más de 28,5 kilos en unas cuantas semanas y aún me quedan 5 meses para llegar a mi meta en un año".

Otra mujer, Sharon, dijo: "14 semanas de ayuno intermitente... 8 kilos menos".

Lynn dijo: "Ni siquiera podía sonreír bien porque estaba demasiado concentrada en meter la panza".

Suma dijo: "¡Bajé 25 kilos! Ha pasado exactamente un año desde que empecé y ha sido mucho más que un cambio de vida para mí.

En un año desde que adopté el ayuno intermitente he experimentado:

•Una pérdida de peso de 25,50 kilos

•Una disminución del 12% de grasa corporal

•Una pérdida de 130 cm alrededor de mi cuerpo

•Pasé de la talla 14 a la 4.

•Pasé de ser catalogada como 'obesa' a 'peso normal' según mi IMC.

•No tengo más problemas con la apnea del sueño, con ser prediabética ni con la presión arterial alta.

Entonces, ¿qué sigue? Ahora que he alcanzado mi primera gran meta de perder 25 kilos, estoy entusiasmada por poder hacer ejercicios de levantamiento de pesas con el ayuno intermitente. Mi objetivo es dejar de mirar la balanza y concentrarme en aumentar la masa muscular magra y reducir la grasa corporal".

Marta dijo: "Me encantaba el vestido que llevaba puesto. Me veía muy bien y me lo puse para los eventos a los que me invitaban. Compré el vestido porque pensé que favorecía mi silueta y escondía mi barriga... hasta que vi una foto que me tomaron.

Estaba pesando 76-77 kg en la foto que vi. Era grande, poco saludable y muy infeliz. Escondía mis verdaderos sentimientos detrás de una sonrisa falsa y comía emocionalmente. Era perezosa y había dejado de ir al gimnasio, mi dieta era alta en carbohidratos y azúcares. Bebía hasta 4 latas de Pepsi por día y consumía comida para llevar un par de veces a la semana. No tenía intención de cambiar mi estilo de vida.

¿Cuál fue mi señal de alarma? Una carta del NDSS

[Esquema del Servicio Nacional de Diabetes] recordándome que necesitaba hacerme una prueba. Era el segundo recordatorio. Ignoré el primero pero, por alguna razón, al leer el segundo recordatorio me asusté muchísimo. Perdí a mi padre a causa de una insuficiencia renal avanzada y me negaba a seguir ese camino. Necesitaba ordenar mis problemas, recuperarme y perder peso. Así que lo hice. He perdido 8 kilos desde noviembre, cuando empecé un estilo de vida cetogénico, y estoy motivada para perder más. Yo soy la clave de mi propio éxito. Si no me mantengo positiva y motivada, volveré a mis viejas costumbres, y me niego absolutamente a volver a ser esa chica. No te limites a leer mi historia de éxito, conviértete en el autor de la tuya" .

Stella dijo: "Gracias a Dios por el conteo de macros y el ayuno intermitente, aún queda un largo camino por recorrer".

Jpanzini dijo: "Tengo un largo camino por recorrer, pero estoy orgulloso de dónde vengo... Todo gracias al ayuno intermitente".

Stacy dijo: "En mayo empecé un reto con otros 15 amigos, pesaba 71 kilos.

El primer mes perdí alrededor de 1,36 kilos y como

bebía y comía sin parar cada fin de semana, estaba contenta con eso. Al menos bajaba de peso. Hacía ejercicio 4 o 5 veces por semana. ¡El proceso era muy lento! A mediados de agosto pasé una semana agotadora leyendo, viendo y escuchando todo lo que podía aprender sobre el ayuno intermitente y me sumergí en eso. Ahora estoy en mi novena semana y peso alrededor de 64 kilos. He perdido 7 kilos hasta ahora, alrededor de 500 grs a la semana, ¡pero estoy muy contenta! Esto es lo que ha sucedido en las últimas 9 semanas:

Perdí 2 kilos de inmediato y un promedio de 500 grs por semana.

Hago menos ejercicio. 3 veces a la semana, tal vez 4. Depende. Ya no me culpo a mí misma si no lo hago.

Soy lo que llaman una mezcla 20/4 y "come y deja de comer" Ayuno de 2-24 horas a la semana y otros días tengo una ventana de 4 horas. Los sábados me gusta desayunar y comer lo que sea durante el fútbol y hasta las 6 de la tarde, luego dejo de comer hasta comenzar la semana.

Tengo mucha energía y consigo hacer las cosas. Cuando no estoy planificando las comidas, tengo mucho tiempo libre y también comida para todo el día. Esto es real, y quizás no imagines cuánto pesa la comida durante el día.

Sé que mientras ayuno mi cuerpo se está reparando por dentro. No está usando toda su energía para digerir, entonces se concentra en repararse. Por eso, los días que estoy desanimado, ¡sigo adelante!

Ahora este es mi estilo de vida. ¡Estoy comprometida!

El ayuno intermitente me salvó".

Amber dijo: "Empecé a subir de peso de a poco hace unos 10 años. Lo atribuyo a una época de estrés extremo que me hizo dejar de cuidarme físicamente. Antes, siempre había sido lo que muchos considerarían delgada. El aumento de peso tardó unos años en hacerse visible para los demás e, incluso entonces, la mayoría no lo consideraba extremo. No fue sino hasta el año 2015 que se hizo realmente evidente.

Sin embargo, racionalizaba mi aumento de peso y me consolaba comparándome con los demás. En ocasiones, me encontraba con una foto que no podía desechar y me enfrentaba a la verdad. Había pasado de usar tallas 4-6 a 12-14 cuando estuve en el punto más alto de mi aumento de peso. No tenía idea de cuánto pesaba: mi balanza se había roto años antes y nunca la había reemplazado.

En el verano de 2017 hice un viaje a Bed Bath and Beyond y, por capricho, decidí subirme a una de sus balanzas operativas. Antes de hacerlo, supuse que con 1,71 m de altura mi peso estaría en el rango de los 72 kilos. Sabía que eso no estaba bien, pero en mi mente podía justificarlo. Me subí a la balanza y decía 88,6 kilos. Me quedé parada frente a otras dos mujeres y lloré.

En un momento de claridad, decidí calmarme y comprar la balanza. Fui a casa y sentí mucha lástima por mí. "¿Cómo ha podido pasar? ¿Cuándo pasó?" Sabía la respuesta a ambas preguntas. Yo era la responsable.

Al día siguiente me levanté y decidí arreglar el problema que había creado. Era la única persona capaz de sacarme del hoyo. Comencé por cuidar lo que comía, caminar todos los días y concentrarme en las grasas saludables y el control de las porciones. No pasó mucho tiempo hasta que empecé a hacer ejercicio aeróbico y cardio tres veces por semana. Perdí peso con este método, pero algo extraño sucedió. Me di cuenta de que cuando me levantaba por la mañana ya no quería desayunar. De hecho, me molestaba que me dijeran que debía hacerlo.

En algún momento, en mi feed de Facebook empecé a obtener información sobre el ayuno intermitente de varias fuentes. Uno que recuerdo sugería que las mujeres debían ayunar de 12 a 14 horas y luego comer por primera vez. Me involucré con eso por un tiempo y me sentí muy bien haciéndolo.

No fue hasta noviembre de 2017 que "Delay, Don't Deny: Intermittent Fasting Support" apareció en mi cuenta de Facebook. Me intrigada y me uní al grupo. En uno o dos días, había comprado el libro y lo había leído en una noche. Desde entonces no he vuelto a mirar atrás.

A partir de noviembre empecé a ayunar 16 horas al día. En un par de semanas pasé a 19,5 y, poco después, pasé a "One Meal a Day" (Una comida al día) u OMAD. Se sentía muy natural y liberador. A mediados de diciembre de 2017, mi esposo se unió a mí en el OMAD y lo practicamos hasta la fecha.

Mi esposo ha perdido 13 kilos. Además de la pérdida de peso, ambos tenemos un nuevo comienzo en la vida y un mayor aprecio el uno por el otro. Ya no tengo que elegir mi ropa en función de lo que tengo que cubrir, sino de lo que quiero mostrar. A los 48 años, eso es una VICTORIA definitiva :). Mi esposo, de 57 años, ha incrementado su resistencia física en su exigente trabajo como constructor.

Ninguno de los dos planea volver a comer como antes.

El ayuno intermitente es ahora nuestro estilo de vida".

Darras dijo: "Imagínate que tienes que asistir a una fiesta o que te invitan a una cena familiar y no puedes comer porque no quieres retroceder dos semanas comiendo todas esas comidas que has estado evitando durante meses. Lo peor es que es aún más difícil tratar con la gente y hacerles comprender que estás a dieta. El ayuno intermitente me ha salvado la vida, antes me sentía abatido y triste por eso en lo que me había convertido, pero gracias al ayuno intermitente me siento muy optimista respecto de lo que está por venir".

Jeff dijo: "He estado buscando un plan de dieta efectivo durante años, pero no podía conseguir algo interesante. Tal vez mis estándares eran altos. Usé diferentes planes de dieta y perdí algunos kilos, pero no estaba satisfecho hasta que empecé a hacer el ayuno intermitente y la dieta keto. Es la única dieta que me ayudó a perder peso como loco".

Elizabeth dijo: "El resultado es un ayuno intermitente de 16:8 y de 24 horas durante 11 días. Es asombroso, pasé de 60kg a 56kg y luego a 54kg.

Es un esfuerzo, pero vale la pena. Empecé con un ayuno de 24 horas durante 2 días en el que solo bebes mucha agua y no ingieres alimentos. Desde las 6 de la mañana hasta las 6 de la mañana del día siguiente. Después de 24 horas de ayuno, solo ayuno a partir de las 9 pm hasta las 12 pm y las horas restantes, de 1 pm a 8 pm, se asignan para comer. Sólo ingiero comida durante 8 horas."

Alex dijo: "Yo era uno de esos niños que podía comer lo que quisiera y seguir siendo delgado (crecía en alto, llegué a medir 1,85 metros). También practicaba muchos deportes (natación, tenis, fútbol). A los 20 años, iba en bicicleta al trabajo todos los días (más de 160 kilómetros a la semana), por eso, engordar no era un problema para mí. Estaba acostumbrado a comer lo que me gustaba y tanto como me gustara, y seguía siendo delgado, pero a los 30 años, cuando nació mi hijo, me di cuenta de que estaba demasiado cansado para ir en bicicleta al trabajo, comía bocadillos azucarados para tener energía en la tarde (lo que, por supuesto, significaba que que volvía a consumir bocadillos con más azúcares una hora más tarde). Engordé de a poco, pero empecé a actuar (nada de meriendas dañinas en el trabajo) y poco a poco volví a perder algo de peso. Hasta que nació mi hija. Una vez más, las noches de insomnio con un bebé causaron una mala dieta, comer para permanecer despierto en el trabajo, estar demasiado cansado y sin energía, y no tener tiempo libre para hacer ejercicio. Aumenté varios kilos. Siempre había estado entre 85 y 88 kilos, pero había subido a 93 kilos. No era mucho, pero sentía que no tenía control. Mis muslos empezaban a rozarse al caminar. Pensé que no había forma de volver. Nunca había estado a dieta en mi vida y todo lo que había oído era que ¡las dietas no funcionaban! Terminas pesando más. La gente me decía que el aumento de peso es lo que sucede a medida que uno envejece, a medida que el metabolismo se ralentiza, se llega a la mediana edad y así es la vida... Pero así no es como me veo a mí mismo, y así no es como quiero ser. ¿Qué podía hacer?

Tengo un título en biología, así que empecé a leer sobre la biomecánica de la pérdida de peso. Leí sobre lo difícil que es y por qué la gente no puede cumplir las dietas. Leí mucho sobre el metabolismo y el azúcar, las dietas cetogénicas, y luego sobre la resistencia a la insulina y el ayuno. Vi documentales y vídeos en YouTube, que luego me llevaron a vídeos sobre el ayuno y los beneficios. Fue entonces cuando me encontré con el ayuno intermitente. Todavía podía comer durante 8 horas al día y perder peso, fortalecer los músculos, sanar mi cuerpo y detener la montaña rusa diaria de azúcar. ¡Parecía demasiado bueno para ser verdad! Empecé lentamente, sin desayunar y tomando café negro (¡asco!), luego almorzando a las 12 y comiendo normalmente, para terminar a las 8 pm con la cena. En los primeros meses tuve días duros y días fáciles, pero cuanto más ayuno de limpieza hacía, más fácil me resultaba (y más aprendía a amar el café negro).

Hago dos comidas al día (TMAD, por sus siglas en inglés), por lo general en un período de 8 horas, y a veces en 5 horas. Tener la sensación de estar en cetosis y saber que estoy quemando grasa, saber que estoy en control de mi peso y saber que voy a comer una gran comida satisfactoria más tarde, todo se sentía muy bien. Como muy bien: pan, cerveza, pizza, chocolate, helado, hamburguesas, filetes, queso, pasta, tocino. Pero cuanto más tiempo hacía el ayuno intermitente, menor era la cantidad de comida que quería, y los alimentos más saludables me parecían mucho más apetecibles. Ahora llevo 1 año y medio haciendo el ayuno intermitente todos los días (bueno, la mayoría de los días). Estoy más delgado que nunca en mi vida adulta (82 kg), tengo el control y me encanta esta forma de comer. Es tan simple y fácil de aplicar, incluso me encanta el café negro. Me he inscrito en un triatlón este agosto y estoy aprendiendo a ser un atleta adaptado. Me ilusiona envejecer, darme un banquete con lo que quiero y mantenerme en forma con facilidad. Es muy simple: ¡Retrásalo, pero no lo niegues!"

Sheila dijo: "Han pasado cuatro años, ¡y nos queda toda una vida por delante! Me niego a permitir que la comida me controle, que la obesidad me paralice y que el miedo al éxito me detenga. Dios ha puesto demasiado propósito en mí como para abandonarlo. El ayuno intermitente me salvó".

Sharon dijo: "¡Lo hice! Hoy es mi día 365 de ayuno intermitente y es la primera vez en mi vida que he tenido la fuerza de voluntad para concentrarme en mi salud y felicidad.

. . .

Mido 1,75 y siempre he sido "de huesos grandes", con un IMC de obesidad y sobrepeso. Mi peso más elevado fue de 87 kilos en octubre de 2016 y he perdido cerca de 9 kilos desde que empecé el ayuno intermitente hace un año. Siempre he pesado mucho, pero eso no hace que sea más fácil tener un IMC en el rango de sobrepeso a pesar de mi compromiso con el ayuno saludable desde el primer día. Para muchos, esa cantidad de pérdida sería razón suficiente para abandonar.

He pasado la mayor parte de mi vida adulta en una talla 12/14, pesando poco más que ahora. Empecé el ayuno intermitente usando pantalones de jeans talla 10. El verano pasado compré ropa nueva talla 8. Ahora ya me quedan demasiado grandes. Tuve que comprar ropa interior más pequeña por primera vez en mi vida adulta. Las camisetas grandes son demasiado grandes para mí por primera vez en mi vida adulta. Ese bikini de tirantes que compré en broma... bueno, es demasiado grande. He corrido varias carreras en los últimos años y todos mis shorts y camisas para correr son demasiado grandes. Estoy a punto de comprometerme con jeans talla 6... Pero aún no. Ya no soy la chica "talla grande" para todo. Peso menos de lo que figura en mi licencia de conducir, y todos sabemos que eso era una mentira desde el principio. Ya no soy la persona "más grande" cuando estoy en un grupo de personas. Si has sido esa persona, sabes lo doloroso que es. El ayuno intermitente ha curado algunos de los aspectos autoinmunes de mi hipotiroidismo. ¡Me veo más joven! Es por ESTO que no nos rendimos. Por ESTO confiamos en el proceso.

En verdad como lo que quiero durante mi ventana. Soy REALMENTE buena retrasando la comida, sabiendo que no tengo que negármela. Durante la semana laboral, me apego mucho al OMAD. Durante los fines de semana, tengo una ventana más amplia. Nos fuimos de vacaciones este verano, donde cumplí con mi ventana y no gané peso. Fuimos a Disney una semana y me mantuve con una ventana extendida y no aumenté de peso. Esta temporada de vacaciones fue la más relajada de todo el año y el par de kilos que gané (y que perderé al final de la semana) valieron la pena. Esta flexibilidad y el hecho de no restringir lo que como ha sido lo que me ha ayudado a tener éxito. Estoy segura de que podría perder más peso con más restricciones, pero me habría rendido hace tiempo. Además, la gente no ve mi balanza, pero sí mi figura. Si tan sólo mi cara se adaptara al programa y adelgazara.

Mis preferencias alimenticias han sido definitivamente el cambio más grande desde que empecé el ayuno intermitente. No me opongo al pastel y a los dulces, pero no soy tan dependiente del azúcar como antes. Solía NECESITAR algo dulce después de comer o me ponía inestable. Luché contra la hipoglucemia con regularidad, pero ni una sola vez en los últimos 365 días, incluso cuando dono sangre. Me apetecen las verduras y las proteínas de calidad. Por primera vez en mi vida empecé a comer y ansiar quesos reales y de calidad. La idea de desperdiciar mi única comida en comida rápida, empaquetada o en sándwiches baratos me lastima el alma. Cuando quiero dulces, me inclino por un sabor específico en lugar de por cualquier cosa que haya en la despensa. La pobre Debbie está perdida sin mí. A pesar de intentarlo todo, no he sido capaz de adaptarme al café negro, así que abro mi ventana todos los días con una taza de café dulce y cremoso y es mi pequeño "choca esos cinco" por perseverar.

Sé que esto es largo, pero espero que ayude a alguien más a no perder el rumbo. He visto a mi mamá hacer dieta desde el día en que nací. Crecí sin saber a qué sabían los aderezos para ensaladas y los refrescos no dietéticos. Nunca entendí por qué no podía amarse a sí misma y ver su belleza de la misma manera que yo la amaba y pensaba que era hermosa. Luego me convertí en madre y esos pequeños rufianes le hicieron a mi cuerpo lo que yo le hice al de ella. Se volvió muy difícil sentirme digna o deseable. Me interesé en Weight Watchers, conté calorías y tomé UNA píldora dietética (no, gracias) pero nunca podía comprometerme porque sabía que no funcionaban. Había visto a mi madre perder y ganar, perder y ganar toda mi infancia. Ella tiene una voluntad de acero y yo sabía que no podría estar a la altura. Pero esto... ESTO FUNCIONA. Tal vez no haya perdido mucho peso, pero he recuperado un cuerpo muy roto y he sanado un alma muy dañada. Esto era por mí. Puedo decir, sin duda, que el ayuno intermitente se ha convertido en mi estilo de vida y lo seguirá siendo" .

Brown dijo: "Mucha gente me pregunta qué ejercicios pueden ayudar con la grasa abdominal y la respuesta es ninguno. No hay ningún entrenamiento específico que se enfoque en la grasa abdominal. Los entrenamientos abdominales son excelentes para desarrollar el músculo, pero la pérdida de grasa se produce al crear un déficit calórico o al realizar ejercicios cardiovasculares. Para que tus músculos abdominales se noten, debes fortalecerlos al mismo tiempo que eliminas la grasa que los recubre. "¡El ayuno intermitente es genial!"

Nicole dijo: "Perdí 11 kilos en 4 meses. Pero con un montón de errores. Por ejemplo, yo había planeado ayunar un día y me invitaban a una fiesta en la oficina o a cenar con los padres de mis compañeros de cuarto. Es muy difícil para mí rechazar la comida cuando alguien la prepara para mí. Pero aun así perdí peso. El ayuno intermitente me salvó la vida: no sé cómo podría haber sobrevivido sin él".

Theusan dijo: "He estado haciendo ayuno intermitente durante más o menos un mes, y he perdido un kilo o algo así. Ya tengo un nivel bastante bajo de grasa corporal, así que cada kilo es una batalla, pero he llegado a disfrutar el ritmo, y probablemente seguiré ayunando intermitentemente durante el mantenimiento y tal vez incluso cuando aumente de peso este invierno. Realmente me ayuda a disfrutar más de mis comidas y a pensar menos en la comida".

Gabriella dijo: "Nunca he podido hacer dietas normales: he tenido trastornos alimenticios desde que era adolescente (atracones y purgas), pensando que era una buena manera de perder peso. Para mí, había comida buena y comida mala. Si comía las buenas, estaba bien. Si comía algo que consideraba malo, sentía un impulso abrumador por deshacerme de ello. El peso seguía subiendo, cada 2 kilos que ganaba, deseaba estar donde había estado 2 kilos atrás. Tuve períodos cortos de menor peso mientras hacía teatro comunitario, paseaba a mi perro todas las noches y hacía jazzercicio.

De hecho, visité a una amiga hace años y vi que había perdido peso. Dijo que solo cenaba, lo que quisiera. En ese momento, me pareció una locura y lo descarté. Ojalá hubiera prestado más atención. Modifiqué mi dieta mientras investigaba cómo vivir con un presupuesto de cupones de alimentos. Menos comer afuera, más comer en casa. Me uní a una cooperativa y empecé a conseguir muchas frutas y verduras con las que experimentar.

En la primavera de 2015, corrí mi primer 5k y, en la

fiesta de pasta previa a la carrera, Team World Vision estaba allí y dijeron que podían llevarme de 5k a maratón para el maratón de Chicago en octubre. Por la razón que sea, les creí y me apunté. Pasé ese verano entrenando, con algunas pesas para fortalecer mis piernas. Pensé que tanto correr tendría que ayudarme a perder peso. Terminé ese maratón, muy lento. Sólo perdí 4,5 kilos, que volví a ganar cuando dejé de correr.

A fines de 2016, encontré IF (ayuno intermitente, por sus siglas en inglés) y OMAD (una comida al día, por sus siglas en inglés). Me acordé de esa amiga que había visitado. Empecé en enero de 2017 con un peso de 78 kilos, usando sobre todo talla 14.

Durante por lo menos tres meses no vi ningún cambio en la balanza, pero mi abdomen estaba desapareciendo y la ropa me quedaba más suelta. Hice un ayuno de 72 horas y bajé 2 kilos, me mantuve allí un rato; otro ayuno largo con descenso, y me mantuve allí, y entonces mi cuerpo pareció empezar a entender qué hacer.

Por lo general, uso una ventana de 4 horas para comer, pero he tenido algunas más largas cuando surge algo. No me restrinjo porque me obsesionaría.

Nada de escribir en un diario, eso también me volvería loca.

Es septiembre de 2017. Oscilo 66 y 67 kilos, pero mi cuerpo se ve completamente diferente. Me pongo ropa de tallas 4 a 8. Duermo bien, mi piel se ve mejor y tengo mucha energía. Me hice un examen físico recientemente y el doctor dijo que todas mis pruebas de laboratorio se ven muy bien, mi HDL era tan alto que compensaba mi LDL elevado.

IF y OMAD me devolvieron mi vida, una vida con confianza y libertad para comer".

2

POR QUÉ EL AYUNO INTERMITENTE FUNCIONA

Es muy obvio y claro que el ayuno intermitente es un estilo de vida revitalizante y una de las formas más efectivas de perder peso, mantenerse sano y en forma y tiene un montón de otros beneficios asociados.

En su forma más elemental, el ayuno intermitente es una tendencia alimenticia en la que se somete al organismo a varios ciclos de abstinencia sin consumir alimentos de manera intencional durante un número de horas predeterminadas y específicas. Por lo general, los principiantes comienzan con un ciclo de 12 horas en el que se les permite consumir alimentos de 8 a.m. a 8 p.m., y luego pasan al modo de ayuno en el que no comen ni consumen ningún tipo de alimento de 8 p.m. a 8 a.m.

El acto del ayuno intermitente ha tenido popularidad mundial debido a la enorme cantidad de investigaciones y estudios que han comprobado a lo largo del tiempo los maravillosos beneficios que se pueden obtener con él. Además de ser un tratamiento muy eficaz para el sobrepeso y la obesidad, el ayuno intermitente ha demostrado aumentar y mejorar algunos factores relacionados con la salud y la pérdida de funcionalidad de los tejidos asociada a la edad. Para que puedas entender mejor cómo y por qué pasar por un horario de ayuno es efectivo para una vida más larga y una pérdida de peso masiva, he decidido hacer mención de las entrevistas que hechas con expertos en la materia.

Según el Dr. Akil Palanisamy, médico formado en Harvard y autor de La Dieta Paleovédica, "el ayuno intermitente funciona esencialmente a través de tres mecanismos. El principal es el equilibrio hormonal. Aumenta los niveles de la hormona de crecimiento y normaliza las hormonas metabólicas como la insulina, la leptina y la grelina. En los hombres, también se cree que eleva la testosterona. El segundo es quemar grasa. Es una de las técnicas más eficaces para estimular el metabolismo y promover la descomposición del tejido adiposo. Tercero, promueve la autofagia, que es el proceso por el cual las células descomponen toxinas y desechos. Esto ayuda a regenerar las células y tiene un efecto anti-envejecimiento".

El fundador de Ancient Nutrition y DrAxe.com, el Dr. Josh Axe, explica en su página web que "la extensa investigación sobre el concepto del ayuno intermitente sugiere que funciona de dos maneras diferentes para mejorar varias facetas de la salud. En primer lugar, el ayuno intermitente reduce los niveles de estrés oxidativo en las células de todo el cuerpo. Se cree que es el mecanismo detrás de la protección del corazón y el cerebro, así como su impacto en la esperanza de vida". Por otra parte, el Dr. Axe añade que "la práctica del ayuno intermitente mejora la capacidad del cuerpo para lidiar con el estrés a nivel celular. El ayuno intermitente activa las respuestas celulares al estrés similares a las de los estresores leves, actuando como estimulantes para la respuesta del cuerpo al estrés. Como esto ocurre consistentemente, tu cuerpo se refuerza lentamente contra el estrés celular y es entonces menos susceptible al envejecimiento celular y al desarrollo de enfermedades".

Es muy importante tener en cuenta que el ayuno intermitente por sí solo no será tan efectivo. Para aprovechar al máximo la eficacia y los beneficios del ayuno intermitente, el Dr. Chad Walding, cofundador de NativePath y The Paleo Secret, y entrenador de salud holística, dijo una vez que la nutrición también juega un papel clave en el ayuno intermitente. Advierte que uno no debería tener la falsa creencia de que "se puede tener un atracón de alimentos procesados con alto contenido de azúcar y luego compensar rápidamente". Todavía no existe una solución milagrosa para la pérdida de peso sostenible y la salud holística. Tener una dieta antiinflamatoria repleta de una variedad de verduras y frutas, proteínas magras y grasas de calidad son la base para una buena salud. A partir de ahí, los individuos necesitan descubrir qué funciona con su propio y único esquema biológico".

Esto confirma que no debemos comer y esperar a mejorar los daños con el ayuno. La buena nutrición trabaja mano a mano con el ayuno intermitente. Por ello, no deberías consumir demasiadas calorías ni alimentos con alto contenido de azúcar y esperar que tu ayuno lo compense.

Ese es un NO rotundo porque el resultado de tal ayuno no será muy alentador. Estamos invitados a seguir una buena dieta nutricional (como una dieta cetogénica) mientras realizamos ayunos intermitentes. Así obtendremos resultados que serán muy alentadores y nos impulsarán a continuar con nuestro estilo de vida.

Otro punto de vista sobre por qué el ayuno intermitente funciona es que el exceso de peso que se quiere eliminar en el cuerpo es energía almacenada que se convirtió en grasa. Es a través del consumo de calorías que se obtiene energía, y las calorías se obtienen de los alimentos que comemos. Puedes ver que al abstenerte de comer por un período de tiempo, el ayuno intermitente es una manera de minimizar el número apabullante de calorías que ingieres.

Durante este período de no consumir calorías, el organismo no tendrá otra opción que utilizar la energía almacenada, es decir, la grasa, para continuar con las actividades cotidianas que realiza. Este es un gran recurso para reducir el exceso de grasa proveniente del consumo excesivo de calorías y utilizarla para la energía del cuerpo. Por lo tanto, no se almacena ningún exceso de energía, lo que significa que no hay exceso de grasa. Esto puede parecer increíble, pero es simplemente una de las diversas maneras en que el ayuno intermitente funciona en tu organismo.

Después de una larga serie de ayunos intermitentes, siempre y cuando no comas demasiado o de manera extravagante, el ayuno intermitente te ayudará a reducir el exceso de peso y la grasa abdominal.

Los estudios han demostrado que el ayuno intermitente, si se sigue de manera adecuada, puede ser una herramienta muy útil y poderosa para la pérdida de peso. Un estudio realizado en 2014 ha demostrado que este patrón de alimentación [ayuno intermitente] puede causar una pérdida de peso del 3-8% en un período de 3 a 24 semanas, una cantidad significativa si se lo compara con la mayoría de los estudios de pérdida de peso.

Este mismo estudio ha revelado que las personas también tienden a perder entre el 4 y el 7% del perímetro de la cintura; esto indica una pérdida significativa de la grasa abdominal dañina y peligrosa que se acumula alrededor de los órganos y causa enfermedades. Otro estudio ha demostrado que el ayuno intermitente causa menos pérdida muscular que el método más estándar de los esquemas de restricción calórica continua.

MITOS / CONCEPTOS ERRÓNEOS SOBRE EL AYUNO INTERMITENTE

Hay muchos conceptos erróneos con respecto al ayuno intermitente. La mayoría de estos conceptos erróneos son ridículos por su imaginación y falta de pruebas concretas que los respalden. Yo separaría la verdad de la ficción y la imaginación.

El ayuno intermitente ha recibido mucho reconocimiento de expertos y entusiastas a lo largo de los años por su eficacia. Esto ha llevado a algunos mitos y conceptos erróneos en torno a lo que el ayuno intermitente establece en realidad.

No es sorprendente que el número de personas que están en contra del estilo de vida del ayuno intermitente sea apabullante en proporción a la cantidad de personas que siguen sus reglas de manera diligente. Hay una lógica clara en esto, lo que significa que seguir el estilo de vida de ayuno intermitente tiene una pizca de eficacia y razonamiento sólido.

En lugar de alabar y enfatizar los beneficios del ayuno intermitente, examinaré algunos de los mitos infundados acerca de la devastadora ventaja del ayuno intermitente y proporcionaré una refutación sólida a la afirmación de que es una forma de vida equivocada e insana.

Primero, algunas personas creen que su metabolismo se acelerará si comen con frecuencia. Es ridículo que esta creencia dé vueltas por Internet. "Coma muchas, pequeñas comidas para avivar la llama metabólica."

Muchas personas creen que comer más cantidad de comidas conduce a una alta probabilidad de aumentar su tasa o índice metabólico, para que su cuerpo pueda quemar más calorías en general.

No discuto el hecho de que el cuerpo humano gasta una cierta cantidad de energía en digerir y utilizar los nutrientes que contiene cada comida. Esto se conoce como el efecto térmico de los alimentos y equivale a alrededor del 20-30% de las calorías para las proteínas, 5-10% de carbohidratos, 3% para las grasas.

En promedio, el efecto térmico de los alimentos alcanza alrededor del 10% de la ingesta total de calorías. El argumento principal es el número total de calorías que se consume, no el número de comidas que se consumen. Por ejemplo, comer diez comidas de 600 calorías tiene el mismo efecto que comer seis comidas de 1000 calorías. Sigue siendo la misma cantidad, el 10%, y sigue siendo 600 calorías en ambos casos. Esto está respaldado por varios estudios sobre la alimentación en humanos que muestran que la disminución o el aumento de la frecuencia de las comidas no tiene ningún efecto sobre el total de calorías quemadas. Lo que importa es el consumo total de calorías.

Algunas personas creen que comer y picotear con frecuencia es muy bueno para la salud. No es natural que el cuerpo humano esté en un estado constante de ingesta de alimentos. Durante la evolución, hubo momentos en que debíamos para por un estado de escasez periódico.

Ha sido comprobado que el ayuno intermitente induce un proceso de reparación celular llamado autofagia, mediante el cual las células utilizan proteínas viejas para obtener energía. Este proceso ayuda contra muchas enfermedades, como el Alzheimer, e incluso se ha dicho que reduce las posibilidades de desarrollar cáncer.

En una entrevista, el Dr. Chaldwin dijo: "La verdad es que el ayuno ocasional tiene todo tipo de beneficios para la salud metabólica. Algunos estudios que han demostrado que comer bocadillos, y comer con frecuencia, puede tener efectos negativos en la salud y aumentar el riesgo de enfermedad".

Un estudio descubrió que, aun con un consumo alto de calorías, una dieta con comidas más frecuentes causa un aumento cada vez mayor de la grasa hepática, lo que indica que los bocadillos pueden aumentar el riesgo de hígado graso. Además, se ha revelado que las personas que comen con más frecuencia tienen un mayor riesgo de desarrollar cáncer colorrectal. Es un concepto erróneo que los bocadillos son buenos para la salud. Diversos estudios muestran que los bocadillos son dañinos, mientras que otros estudios demuestran que el ayuno intermitente ocasional trae importantes beneficios para la salud.

Una afirmación muy común y generalizada sobre el ayuno intermitente es que induce al cuerpo a un modo de inanición. ¿Puede decirse que esto es cierto? Según esta afirmación, el acto de no comer [ayuno intermitente] hace que el cuerpo piense que se está muriendo de hambre; por lo tanto, cierra su metabolismo y evita que se quemen calorías.

Es muy cierto que la pérdida de peso a largo plazo puede reducir el número de calorías que un individuo quema. Pero en general esto sucede con la pérdida de peso, sin importar el método que utilices. No existe evidencia objetiva que indique que solo se trata de ayunos intermitentes porque esto es común en otras estrategias de pérdida de peso. De hecho, se ha demostrado que el ayuno intermitente aumenta la tasa de metabolismo. Se debe a un aumento drástico de los niveles de norepinefrina en la sangre que instruye a las células grasas a descomponer la grasa corporal y también estimula el metabolismo.

Se ha dicho que el ayuno intermitente no es bueno para las personas con diabetes. La creencia de que necesitamos consumir alimentos de manera constante para mantener el nivel de azúcar en sangre es un mito del ayuno intermitente que impregna la sociedad en su conjunto.

Un estudio ha demostrado que a través del ayuno intermitente se puede estabilizar el nivel de azúcar en sangre después de cenar. En un grupo de diabéticos tipo 2, ha habido una mejoría en la pérdida de peso y también en los niveles de azúcar en sangre.

De hecho, incluso se ha dicho que el ayuno prolongado puede restaurar la sensibilidad a la insulina en quienes padecen diabetes tipo 2. También se ha comprobado que seguir una rutina de dieta cetogénica restaura la sensibilidad a la insulina: cuanto mejor sea nuestra sensibilidad a la insulina, menos insulina tendrá que producir nuestro cuerpo y esto conducirá a una menor inflamación de nuestro organismo.

Esto es de suma importancia porque reduce el riesgo de insuficiencia renal y enfermedades cardíacas en personas que padecen diabetes.

Otro aspecto positivo es que para las personas que padecen diabetes tipo 1 y no pueden producir su propia insulina, es muy importante vigilar de cerca el azúcar en sangre para. Por lo tanto, no solo se ha refutado esta creencia sino que también se ha aclarado que el ayuno intermitente es muy útil para las personas con diabetes.

Un día encontré un artículo que dice que el ayuno intermitente causa pérdida de músculo y decidí abordar el tema. Es uno de los mitos del ayuno intermitente y se origina esencialmente en el mundo del fitness. Es un concepto erróneo. Es cierto que el cuerpo procederá a crear energía a partir de las proteínas de los músculos durante el período de restricción calórica alargada; es poco probable que esto ocurra durante un ayuno diario intermitente.

De hecho, una prueba reciente demostró que el ayuno en días alternos por un período de 8 semanas estimula la pérdida de grasa en un promedio de 5 kilos, mientras que no hay una pérdida o reducción significativa de masa muscular. La buena noticia es que se puede perder peso y ganar músculo al mismo tiempo que se realiza un ayuno intermitente. ¿Cómo es posible? Simplemente optimiza tu ingesta de calorías y proteínas dentro de tu ventana de alimentación. Con el ayuno intermitente, también se puede ganar más músculo.

También se cree que el cerebro no tendrá suficiente combustible para llevar a cabo las actividades. Es otro de los mitos comunes del ayuno intermitente, pero será refutado. Es una creencia común que sin comida el cerebro no puede funcionar de manera correcta. Recuerdo que cuando estaba en la escuela primaria, por la mañana mientras me preparaba para ir a la escuela, mi mamá siempre me decía que si no comía, mi cerebro no funcionaría adecuadamente en la escuela. ¿Es esto cierto?

Se ha demostrado que no es cierto. La afirmación dice que si estás ayunando, tu cerebro no puede funcionar de manera correcta y perderás la concentración y la memoria. No es así exactamente. El cerebro necesita glucosa para funcionar. Si no comes períodos de pocas horas, tu cerebro no dejará de funcionar. Incluso durante un ayuno prolongado el cuerpo puede producir lo que el cerebro necesita para funcionar.

Hemos examinado varias afirmaciones, mitos y conceptos erróneos sobre el ayuno intermitente que espero hayan sido refutados y hayan quedado claros.

3

¿QUÉ QUEREMOS DECIR CON DIETA CETOGÉNICA?

Sé que no es la primera vez que ves esta palabra: "cetogénico".

Para entender qué hay detrás de esta palabra, necesitamos entender ciertos términos.

¿Qué es una dieta? En el mundo de la nutrición, se puede denominar dieta a la suma de alimentos consumida por una persona o cualquier otro organismo. A menudo, esta palabra insinúa una nutrición peculiar con fines de salud o de control de peso.

El hecho de que los humanos podemos ser definidos como criaturas omnívoras no se discute. Cada persona y cada cultura individual tienen en alta estima algunas preferencias alimenticias y algunos tabúes alimentarios. Puede deberse a algunas razones y convicciones personales, o al gusto personal y la ética. Estas preferencias individuales pueden ser muy saludables, mientras que otras, no tanto.

¿Qué es una dieta cetogénica? Una dieta cetogénica es una dieta alta en grasas, baja en carbohidratos y adecuada en proteínas que en el mundo de la medicina se usaba para tratar la epilepsia refractaria en niños.

Esta dieta estimula al cuerpo a quemar grasas en lugar de quemar los carbohidratos contenidos en los alimentos que se convierten en glucosa y que luego es transportada por todo el organismo con el único propósito de alimentar el cerebro, las células y todo lo demás. Sin embargo, si la dieta tiene muy pocos carbohidratos, el hígado convierte las grasas en ácidos grasos y cuerpos cetónicos.

Estos cuerpos cetónicos pasan al cerebro y reemplazan la glucosa como fuente de energía. El estado en el cuerpo humano en el que hay un nivel elevado de cetonas en la sangre se conoce como cetosis, y esto reduce drásticamente la tasa de ataques epilépticos.

La cetosis es un estado natural para el cuerpo

humano cuando se llena casi totalmente de grasa. Es normal durante el ayuno o cuando haces una estricta dieta baja en carbohidratos, también conocida como dieta cetogénica.

Si experimentas la cetosis, obtendrás muchos beneficios y ventajas que se relacionan con la reducción de la masa corporal, el rendimiento y la salud.

La palabra "ceto" en cetosis se deriva de "cetonas", y como he dicho antes, las cetonas se producen en la conversión de grasas. También significa pequeñas moléculas de combustible que están en el cuerpo.

Se trata de un combustible alternativo y una fuente de energía para el cuerpo, producida a partir de las grasas que comemos, y se utiliza de manera más significativa cuando la glucosa en nuestro cuerpo es escasa.

Estas cetonas se producen cuando consumes una cantidad muy baja en carbohidratos (los carbohidratos son la principal fuente de glucosa) y una cantidad moderada de proteínas, porque el exceso de proteínas también se puede convertir en azúcar en la sangre.

Este estado de cetosis es muy beneficioso; una

manera segura de entrar en este estado es a través de una dieta cetogénica.

Durante el proceso de la dieta cetogénica, el cuerpo no recibe suficiente azúcar a partir de los carbohidratos y las proteínas.

Esto forzará al hígado a convertir la grasa en ácidos grasos y cetonas, lo que alimenta el cerebro y conduce a un estado de cetosis.

Durante este estado, el cuerpo transforma todo su suministro de energía en grasa y la quema por completo, lo que llevará a la quema masiva de grasa y la pérdida de peso Así, el nivel de la hormona insulina también se reduce.

Varios estudios han demostrado que esto es muy bueno para la pérdida de peso. Quizás te preguntes ¿cómo entro en cetosis? Para entrar en cetosis, necesitas un nivel bajo de la hormona insulina que almacena la grasa. Esto se logra con una dieta cetogénica y también añadiendo el ayuno intermitente. La dieta cetogénica ha sido probada por investigaciones y estudios para tratar la epilepsia y el acné y también ayuda a perder peso y a controlar el azúcar en sangre.

EL DESARROLLO HISTÓRICO DE LA DIETA CETOGÉNICA

La historia de la dieta cetogénica se remonta a las décadas de 1920 y 1930. La dieta cetogénica se hizo ampliamente conocida como una forma de terapia para la epilepsia. Se desarrolló para proporcionar una alternativa al ayuno que ha demostrado su éxito como tratamiento efectivo para la epilepsia. Sin embargo, la dieta cetogénica fue abandonada posteriormente debido a la invención de terapias anticonvulsivas. Aunque se demostró que la medicación podía controlar la mayoría de los casos de epilepsia, no pudieron controlar alrededor del 20-30% de los casos de epilepsia, especialmente en niños pequeños, y se reintrodujo la dieta cetogénica como una forma de controlar la afección.

En 1921, el endocrinólogo Rollin Woodyatt observó que tres compuestos solubles en agua, acetona, acetoacetato y beta hidroxibutirato, conocidos como cuerpos cetónicos, eran producidos por el hígado como resultado de la inanición y en los casos en que las personas seguían una dieta rica en grasas y baja en carbohidratos.

Russell Wilder, de la Clínica Mayo, llamó a esta dieta

la dieta cetogénica, y comenzó a usarla como tratamiento para la epilepsia en 1921.

Investigaciones prolongadas que se llevaron a cabo en la década de 1960 demostraron que los triglicéridos de cadena media producen más cetonas por unidad de energía porque se transfieren rápido al hígado.

En 1971, Peter Huttenlocher inventó una dieta cetogénica en la que el 60% de las calorías se derivaban del aceite de triglicéridos de cadena media, y se incluían más carbohidratos y proteínas en comparación con la dieta cetogénica original. Esto señala que los padres podían preparar comidas más agradables para sus hijos con epilepsia. Muchos hospitales adoptaron la dieta MCT en lugar de la original, mientras que algunos utilizaron una combinación de ambas.

La dieta cetogénica recibió la atención de los medios de comunicación de Estados Unidos en octubre de 1994, cuando un programa de NBC hizo mención al caso de Charlie Abrahams. El niño, de dos años, sufría un caso grave de epilepsia que no podía ser controlada por las terapias tradicionales y alternativas.

Su padre, Jim Abrahams, encontró una referencia a la dieta cetogénica en una guía de epilepsia y llevó a Charlie a ver al doctor John M. Freeman en el Hospital Johns Hopkins, donde ofrecían esa terapia de forma continua. La epilepsia de Charlie fue controlada de manera drástica con la dieta cetogénica, y su progreso de desarrollo continuó.

En gran medida, esto inspiró a Abrahams a crear la fundación Charlie para mejorar la dieta cetogénica y financiar la investigación.

Hubo una explosión científica que señaló el interés en la dieta cetogénica. En 1997, Abrahams produjo una película en la que un niño que sufría epilepsia era tratado con éxito con la dieta cetogénica. En 2007, la dieta cetogénica se encontraba disponible en unos 75 centros de 45 países. La dieta cetogénica también fue elogiada e investigada para tratar otros trastornos además de la epilepsia.

TESTIMONIOS QUE CONFIRMAN LA EFICACIA DE LA DIETA CETOGÉNICA

En el desarrollo histórico de la dieta cetogénica, mencioné a Charlie Abrahams, cuya historia de éxito desencadenó la distribución del conocimiento y el aprendizaje de las personas que conocieron la eficacia de la dieta cetogénica.

Muchas personas han dado su testimonio sobre el valor y la importancia de la dieta cetogénica. He encontrado muchos testimonios que me llegan al corazón, me quitan el aliento y me dan ganas de tomar un megáfono y gritar sobre la eficacia de la dieta cetogénica en todo el mundo. En este segmento, compartiré los testimonios de estas personas.

Estos testimonios han sido tomados de varias páginas web y serán referenciados como notas al pie, y también al final del libro.

Abigail dijo: "¡Mi transformación de 31 días! Los últimos meses de 2017 fueron duros para mí. Con tantos cambios de vida, me encontraba en la cima del agotamiento mental y físico. Tenía muchas emociones contenidas y dejé que el estrés se llevara lo mejor de mí. Empecé a descuidar mi salud como no lo había hecho en años. Necesitaba desesperadamente un cambio positivo. Me necesitaba a mí misma de vuelta ...

Hablo de los horribles efectos secundarios que me sucedieron durante esos 3 meses de abandono y cómo la dieta keto me salvó de arrepentirme totalmente de aquello en lo que me había convertido. Fue muy difícil al principio porque ya me había acostumbrado al tipo de comida que solía comer".

Una madre en forma dijo: "¡perdí 44,5 cm y 10,5 kilos!

Hoy es un día muy, muy importante para mí.

¡Estoy celebrando 60 días de dieta keto y he perdido y ganado tantas cosas!

Lo que he perdido con la dieta keto:

- 10,5 kilos
- 5,7 cm en los brazos
- 7,60 cm en la cintura
- 14 cm en las caderas
- 8,9 cm en la barriga
- 4,45 cm en cada muslo
- 3,8 cm en cada pantorrilla.

Chicos, perdí 10,5 kilos y más de 44,5 cm en solo 60 días de cetosis.

Debido a que me operaron un par de semanas después de mi meta de los 60 días, ni siquiera pude hacer mucho ejercicio, recién ahora puedo volver a levantar pesas de nuevo, por lo que casi todo lo que logré fue solo con dieta.

No contaba calorías, solo contaba carbohidratos, y me quedaba por debajo de los 40 carbohidratos netos cada día.

¿Qué sigue?

Primero, trajes de baño nuevos. Los míos se me caen, y puedo ver que mis abdominales están empezando a notarse, así que ¡hola, dos piezas!

Seguiré con la dieta keto un tiempo más, porque mi amigo todavía está perdiendo peso para unirse al servicio militar, pero después voy a hacer la dieta keto modificada: consumiré unos 25 g de carbohidratos 30 minutos antes de mi entrenamiento durante algunos meses, y luego debo medir si todavía pierdo grasa y gano músculo.

En este preciso momento, mi cuerpo es un experimento, y en el peor de los casos no me conformaré con añadir más carbohidratos y volveré a la dieta keto".

Linda dijo: "Hola, mi nombre es Linda. He perdido poco más de 27 kilos con la dieta keto. Empecé a principios de noviembre, me voy a casar en 2019, ¡y quiero lograr ser mi mejor versión! Mi objetivo es perder entre 45 y 50 kilos en total".

Natalie dijo: "Consumía gluten aquí y allá... gracias a Dios hice la prueba de sensibilidad a los alimentos. De no haberla hecho seguiría teniendo mala salud. No tengo nada en contra de la dieta vegana, pero el cuerpo de cada persona es diferente. Hay personas que han tenido éxito con el veganismo, pero personas que son resistentes a la insulina, no. Me alegro de haber encontrado la dieta keto, me ha salvado la vida."

Una mamá de Texas dijo: "Dios, recuerdo mis sentimientos antes de empezar con la dieta keto... sentimientos de miedo, de desánimo, o de volver a decepcionarme a mí misma... ¿qué pasa si fallo con esto como lo he hecho con todo lo que he intentado durante los últimos 12 años? Mirando atrás, el día de la madre del año pasado, reflexionando sobre dónde estaba entonces y dónde estoy ahora, no sólo en lo que respecta a mi pérdida de peso, sino también a mi estado mental en ese momento. Las cosas mejoraron, pero no estaba cerca de donde estoy ahora. La pérdida de peso y el cambio drástico de mis hábitos alimenticios han contribuido y estoy muy agradecida por haber cumplido todos los días. Entonces,

¿qué pasaría si...? ¿Y si nunca me diera la oportunidad? Yo predico mucho la importancia de creer en ti mismo porque eres el único que puede empujarte a hacer el cambio. No dejes que los "peros" te detengan. Cree en TI. Cumple por TI. Ve de puntillas si es necesario, pero si es algo que deseas tanto... despiértate todos los días y ¡DA ESE PASO! VALE LA PENA. Todo gracias a la dieta KETO.

Una mujer que practica la dieta keto dijo: "¡Hace 42 días que estoy con la dieta keto! Nunca he sido tan feliz con una dieta en mi vida. He perdido 11 kilos, la dieta Keto realmente me salvó la vida. Me emociona seguir adelante porque quiero alcanzar mi meta deseada. Aparte de la dieta, también hago ejercicio 3 días a la semana para mantener una vida saludable. La dieta keto me salvó."

Una mujer transformada dijo: "Comencé mi dieta keto a finales de septiembre y todavía sigo con la dieta. Perdí 15 kilos a principios de marzo. Tuve a mi hija en enero de 2017. Después de cuidar de mi nueva familia, olvidé preocuparme por mí misma. Olvidé mantenerme sana y feliz. La dieta keto y el ejercicio regular me han convertido en la mamá y la esposa saludable que merezco ser".

Becky dijo: "¡Oh, cuánta diferencia hace un año! La

dieta keto ha hecho maravillas con mi cuerpo. El año pasado pesaba 6 kilos más y corría o hacía cardio todos los días, pero comía toneladas de carbohidratos. Ahora sigo haciendo ejercicio todos los días, pero funciono con una dieta alta en grasas".

Sugar dijo: "Feliz martes de traducción. Honestamente puedo decir que un año atrás no hubiera imaginado sobrepasar mi meta de perder 22 kilos, ¡pero, aquí estoy, 34 kilos más ligera y me siento mejor que nunca! La chica que solía ser antes se avergonzaba de su cuerpo y lo cubría para asegurarse de que nadie lo viera. ¡La chica que soy ahora es segura, poderosa y fuerte! Me siento muy afortunada de tener un gran sistema de apoyo a mi alrededor y les agradezco a todos ustedes que me han pedido consejos o transmitido palabras amables. Mantengan la calma y sigan con la dieta Keto, amigos.

En cuatro días cumpliré 6 meses de mi viaje de pérdida de peso con la ayuda de la dieta keto, y he perdido 14 kilos. Ha sido un viaje, y aún no ha terminado, pero disfruto cada momento."

Amy dijo: "Me han preguntado mucho sobre la dieta keto y si creo que realmente funciona. Hasta hoy he perdido casi 18 kilos, tengo una tonelada de energía y veo diferencias con mis recuerdos. Esto no es una dieta, es una forma de vida. Si puedo comer queso y perder peso... cuenten conmigo".

Nicole escribió: "Supe tener un sobrepeso severo durante un período de mi vida. Algunas personas me conocen desde hace mucho tiempo y han visto mi progreso, pero otras solo me conocen desde ahora y no saben cómo era. Algunos años de mi vida tuve pocas fotos mías porque odiaba la forma en que me veía. Después de salir de una relación tóxica, sufrí de depresión, y pude perder un poco de peso por mi cuenta al concentrarme en volver a las actividades que amaba, que eran el teatro musical y, en general, ser feliz de nuevo. Pero seguía con sobrepeso hasta que llegué a una especie de meseta, así que dejé de intentarlo porque parecía que nada funcionaba. No fue hasta octubre de 2016 que aprendí sobre el estilo de vida cetogénico y empecé a comer de esa manera y pude perder 4,5 kilos en 2 meses, solo por escoger alimentos más sanos. En enero de 2017, comencé un régimen de acondicionamiento físico yendo al gimnasio 4 o 5 días a la semana y haciendo una mezcla de levantamiento de pesas y ejercicios cardiovasculares. Mi plan era alcanzar mi objetivo de peso en un año. Para ser honesta, no pensé que lo lograría, pero me dije a mí misma que sería feliz si me acercaba. Ha pasado un año desde que hice mi primer entrenamiento y estoy emocionada de poder decir que lo logré.... ¡¡¡Llegué a mi meta de peso!!! Desde junio de 2015 hasta ahora he perdido 34 kilos y soy una versión más feliz, saludable y fuerte de mí misma. No se trata solo del número y de cómo me veo, sino que también he aprendido que necesito cuidar mi cuerpo desde adentro hacia afuera por razones de salud. Ahora tengo más energía y me siento absolutamente increíble. Por fin me siento como la versión de mí misma que siempre imaginé. Este ha sido un viaje largo y duro y hubo momentos en los que pensé que me daría por vencida. Comparto todo esto no por vanidad sino porque estoy tan feliz que quiero que la gente sepa que puede hacer lo que se proponga.

Salem escribió: "No tuve problemas para bajar de peso. Los problemas eran con otras dietas que había probado antes y que no garantizaban un resultado a largo plazo, así que siempre terminaba volviendo a ganar el peso que había perdido. Estaba deprimida por la forma en que me veía, no tenía interés ni energía, mi estado de ánimo era errático. Me enfrentaba a nuevos problemas psicológicos: las fobias. Necesitaba una solución antes de recurrir a las drogas.

Estaba contenta y feliz por haber encontrado la dieta cetogénica. Tenía muchas dudas y pensaba que era solo otra dieta de moda. Empecé con ella y me sorprendí, no solo por la pérdida de peso, sino por mi estado de ánimo, mis emociones, mi energía. Me sentía tan enérgica y joven como una adolescente. Keto no es una dieta, es una forma de vida. Gracias, Keto, por la forma en que me has salvado."

Vincent escribió: "Poco antes del verano pasado, mi médico me dijo que tenía que volver a perder peso. En ese momento pesaba 94 kg. Mi enfermedad del hígado había regresado, después de haber mejorado tras perder peso la última vez. Pero después de adelgazar una vez más recuperé el peso perdido y el hígado graso volvió. Mis niveles de hierro estaban fuera de los límites. El médico me dio una tabla resumen de las calorías de los diferentes alimentos. El mensaje que recibí fue que debía reducir la cantidad de calorías que estaba comiendo. Es un buen médico, pero no tiene ni idea de nutrición, obviamente. Como sea, empecé a comer menos otra vez. También aumenté la cantidad de ejercicio que hacía, pasando al menos media hora al día en la bicicleta fija. Instintivamente, eliminé el pan y la pasta de mi dieta y comencé a comer muy poco, alrededor de 1200 calorías por día. Tenía hambre, pero también fuerza de voluntad. Usé la dieta cetogénica para controlar lo que comía. Comencé a ver cambios tremendos, cambios que no habían ocurrido en mucho tiempo. Todo gracias a la dieta keto."

Vivian dijo durante una entrevista: "Tengo una anécdota de la que no sé si has oído hablar antes del estilo de vida cetogénico: mis verrugas de muchos años se están cayendo. Literalmente, estoy emocionada. Tengo algunas más que están empezando a cambiar y al parecer se irán pronto. Solo he estado haciendo la dieta cetogénica 7 semanas: he bajado 3,6 kilos muy fácil. Parecía como si el peso se derritiera a la segunda o tercera semana. Me siento más tranquila y centrada, no tan distraída ni confundida. Estoy más tranquila y calma. Mis deposiciones son geniales ahora. Eso es importante, señora. Solía tener problemas digestivos y de estreñimiento, pero en mi segunda y tercera semana, todo cambió. La hinchazón abdominal había desaparecido. Siempre he tenido problemas de azúcar en la sangre, desde que era niña, y ahora, con la forma en que estoy comiendo, no los tengo. Todavía sigo aprendiendo en este viaje y estoy contenta. Se lo recomiendo a todo el mundo. Ha habido gente que me ha preguntado qué estoy haciendo. Estoy más radiante y saludable que nunca. Empecé a hablarles de la dieta Keto. Todo es gracias a la dieta keto."

Katie también escribió: "he estado haciendo la dieta keto desde julio de este año:

- Perdí 18 kilos
- tengo 10 cm menos en mi cintura, 10 cm menos en mis caderas
- Bajé tres tallas
- La grasa corporal disminuyó por 3,5 puntos porcentuales
- Puedo correr 1 km y medio un minuto más rápido
- Ya no soy prediabética
- Tengo períodos regulares por primera vez en mi vida
- Ni una sola migraña desde que empecé
- •Mi piel parece diez años más joven
- No más problemas con los picos de azúcar y los bajones, lo que me ha ayudado mucho a controlar mis depresiones sin necesidad de medicamentos.
- Aumentaron mi energía y mi claridad mental

Christine, que ha pasado por una transformación total, escribió y dijo: "Ni en un millón de años pensé que compartiría mi historia, pero decidí hacerlo con mucho ánimo después de un fin de semana muy emotivo mirando fotos de hace un año.

La foto está a un año de distancia de una persona de 49 años de edad muy poco saludable y metabólicamente enferma, transformada en una persona sana y enérgica de 50 años de edad. Estoy impresionada por los cambios.

En octubre de 2016 había tratado de dejar el azúcar durante unos meses y había renunciado con éxito a las comidas blancas y dulces. Los postres, las galletas y los alimentos envasados ya no formaban parte de mi dieta, pero la pérdida de peso era muy lenta. Comencé este viaje para perder peso y para revertir el síndrome metabólico, el hígado graso, la resistencia a la insulina, y si tenía suerte, también la apnea del sueño.

Me quejé de la pérdida de peso lenta con una amiga y ella me preguntó si estaba familiarizada con el ayuno cetogénico. Nunca había oído hablar de la forma de comer de la dieta Keto. Ese día, el 13 de enero de 2017, llegué a casa y busqué información en Internet. El 13 de enero de 2017 fue el último día que comí papas, pan y pasta. Esos fueron los últimos alimentos altos en carbohidratos que saqué de mi vida y, como consecuencia, tuve excelentes resultados con la pérdida de peso. Debido a que ya había dejado el azúcar, tenía poca dificultad o abstinencia. Estoy bastante segura de que entré en el estado de cetosis una semana después de deshacerme de esos carbohidratos ricos en almidón.

Nueve meses practicando el ayuno cetogénico e intermitente y he bajado más de 36 kilos y estoy muy cerca de un peso saludable. También he perdido dolores de cabeza diarios, migrañas mensuales, acné quístico, quistes ováricos, tardes y noches letárgicas, dolor articular, inflamación y, lo mejor de todo, la apnea del sueño. Ya no tengo que usar una máquina de CPAP (una prueba de sueño ha confirmado que mi apnea obstructiva del sueño ha desaparecido). He ganado: una alegría renovada por la vida, más energía de la que sé cómo utilizar, una nueva apreciación por la comida y una cocina real, comprar en tiendas de tamaño normal ¡mejoró mi autoestima!

Cumplir cincuenta años ha sido lo mejor que me ha pasado en la vida porque realmente encendió una chispa para cuidar de mi salud personal. Mi mayor desafío fue evitar las papas fritas, pero repitiéndome la pregunta de cómo afectarían mi insulina, fui capaz de romper esa adicción y no tengo ningún deseo por esos alimentos que obviamente me hacen sentir mal.

Mi mayor arrepentimiento es no haber conocido este estilo de vida antes, aunque en verdad creo que la mano de Dios estuvo en este viaje conmigo a cada paso del camino, haciendo que fuese más fácil adoptar este nuevo estilo de vida para seguirlo al 100%. Estoy muy agradecida por la comida real y la dieta cetogénica; realmente me ha dado el regalo de la vida para disfrutar con mi familia y amigos durante muchos años. ¡Por los próximos 50 años, gracias a la dieta Keto!"

Hace seis meses hice mi visita anual a mi doctora de hace veinte años. Me dolían las rodillas y tenía 14 kilos de sobrepeso, confirmado por mi IMC. Mi colesterol era de 282 mg/dl, mi colesterol "malo" estaba alto, mi colesterol "bueno" y los triglicéridos podrían haber sido mejores, pero mi VLDL calculado estaba bien.

Beatrice dijo: "Debido al dolor de rodillas, mi doctora añadió `osteoartritis' a mi lista de problemas. Para el colesterol elevado, me recomendó ejercicio y una dieta baja en grasas, un tema recurrente que ha estado conmigo durante dos décadas.

"Bien", pensé. "Pero mi dolor de rodilla es el problema que más me molesta. No solo limita mi capacidad para hacer ejercicio, sino también mis actividades diarias. Y tú, sabiendo por mi informe que no estoy lista para un reemplazo de rodilla, me has dicho que esencialmente "viva con ello".

Me pareció que mi esfuerzo inicial para lidiar con el dolor de rodilla debía enfocarse en la pérdida de peso. Aproximadamente una semana después de ver a mi médico, me encontré con www.dietdoctor.com. Leí los estudios científicos sobre dietas bajas en carbohidratos y altas en grasa en www.dietdoctor.com y en revistas médicas. Le envié un correo electrónico a mi médico y le reiteré que lo que más me preocupaba era mi movilidad limitada debido al dolor de rodilla. Le conté mi plan: "Voy a probar una dieta cetogénica durante seis meses y volveré a revisar mis lípidos en ese momento. Si pierdo peso y mis rodillas dejan de dolerme pero mis lípidos empeoran, tomaré una decisión". Su respuesta: "Bueno, ese es un enfoque interesante".

Seis meses con una dieta baja en carbohidratos y alta en grasas, que probablemente no sea cetogénica la mayor parte del tiempo, y he perdido 13 kg. Mi IMC es normal. Perdí 15 cm alrededor de la cintura y he bajado cuatro tallas de pantalones. Lo más importante es que mi dolor de rodilla está mucho, mucho mejor. Revisé mis lípidos en una evaluación gratuita ofrecida por una farmacia local: mi colesterol total, los triglicéridos y el colesterol "malo", todos habían DISMINUIDO en relación a seis meses atrás. Mi colesterol "bueno" había AUMENTADO. Me siento muy bien y me siento totalmente reivindicada en mi "enfoque interesante".

Para mí, una dieta baja en carbohidratos y alta en grasas ha sido fácil de seguir. Sabía que no podía dedicarme a registrar carbohidratos después de décadas de mantener un registro meticuloso de los alimentos que implican las dietas basadas en contar calorías.

Me gusta el café, no me da acidez ni palpitaciones, y tengo tiempo libre para dormir hasta tarde y beber varias tazas por la mañana. Así que, en lugar de desayunar, disfruto de dos o tres tazas de café con crema espesa por la mañana mientras reviso mi correo electrónico, las redes sociales, planeo mi día, hago mis tareas domésticas, etc. A las 10 u 11, tengo hambre suficiente para comer, así que como un "brunch" de tocino y huevos o salmón, o jamón ahumado y queso mozzarella fresco con aguacate y tal vez unas rodajas de tomate. Para entonces estoy cansada del café, así que bebo agua (regular o con gas) o un vaso de leche de coco sin azúcar. No tengo hambre hasta la cena, que preparo con una de las recetas de www.dietdoctor.com o una adaptación baja en carbohidratos de una de las recetas favoritas de la familia.

Cenar afuera es relativamente sencillo: como carne o pescado a la parrilla y una porción doble de vegetales en lugar del almidón ofrecido. Si la única opción son las hamburguesas, pido una sin pan o quito el pan cuando me sirven la hamburguesa. Al principio, tenía que pedirle al mozo que me quitara el pan de mesa; ahora puedo ignorarlo. También trato comer un bocadillo sin carbohidratos antes de salir a cenar para que el pan de mesa sea menos tentador. Nunca he comido mucho por la noche, pero disfruto de una o dos copas de vino blanco. Últimamente, sin embargo, ya no lo disfruto tanto (he descubierto que siento sus efectos adversos mucho más ahora, y más rápido) y lo omito a favor del agua con gas o del ponche de huevo casero

(huevos pasteurizados, crema espesa, agua y nada de azúcar o edulcorante artificial).

Mi dilema actual es qué hacer ahora que he alcanzado mis metas de pérdida de peso y mi dolor de rodilla ha disminuido. Me preocupa que si me vuelvo un poco liberal con mis carbohidratos, me arriesgo a descarrilar un estilo de vida bajo en carbohidratos y alto en grasas que he logrado mantener. Por ahora, planeo continuar comiendo como lo he hecho durante los últimos seis meses y reconsideraré si mi peso se vuelve demasiado bajo. Eso sería, sin duda, un problema que sería un placer resolver".

Rachael escribió: "Hola, esta es mi historia, es larga, pero bueno, tengo 62 años. Escribo esta historia para mí misma, para poder rendirme cuentas a mí misma.

Ni siquiera puedo empezar a decirte cuántas dietas he estado haciendo desde la escuela primaria.

Yo era una niña muy enferma hasta que a los 5 años me sacaron las amígdalas. Mis padres me daban batidos y helados la mayor parte del tiempo. Y déjame decirte que una vez que mejoré, me dieron todo lo que me había perdido. Mis padres eran obesos, y para colmo, somos judíos, ya sabes lo que eso significa. Tenía la típica abuela judía que quiere que comas todo el tiempo o cree que te morirás de hambre. Me convertí en la niña gorda de la familia.

Mis padres se divorciaron cuando yo tenía 3 años, mi mamá era joven y nos alimentó con lo que podía pagar, que eran papas, arroz y pasta. ¿Necesito decir más? Mi mamá perdió su peso y no quería que yo pasara por lo que ella había pasado cuando niña. Desde joven, empecé a hacer dietas yo-yo.

Mis hermanas no tenían problemas de peso, así que siempre había comida chatarra en nuestra casa (yo comía a escondidas). Mi mamá me llevaba a los médicos y siempre me ponían a dieta. Y siempre volvía a subir de peso. Para cuando estaba en la escuela secundaria, probablemente tenía 23 kg de sobrepeso.

Lo creas o no, cuando tenía 21 años leí un artículo en la revista Cosmopolitan llamado "Fasting the Ultimate Diet" ["El ayuno, la dieta definitiva"] y, por supuesto, tenía que probarla. Ayuné durante 42 días mientras era cocinera en un camión de comida rápida (la primera de la cadena de montaje, hace 43 años), y fumaba dos paquetes de Frankfurt al día. Perdí alrededor de 23 kg y luego quedé embarazada de mi primer hijo. Así que tuve que empezar a comer y dejar de fumar lo antes posible. Puedes imaginar el resultado. Gané todo el peso que había perdido, más de 16 kg extras. Mi excusa era que comía por dos, pero cuando nació mi hijo, solo perdí 5 kg. Nunca bajé de peso y volví a quedar embarazada de mi segundo hijo. Subí 23 kg más. Así que, entre los dos, ¡aumenté 59 kg!

Cuando mi segundo hijo tenía 10 meses, yo esperaba entrar en un programa del hospital llamado Medifast. Era una dieta líquida que controlaban una vez a la semana con análisis de sangre y clases semanales sobre alimentación y nutrición. Fui a las pruebas iniciales, pero me sentí mal del estómago durante todo el tiempo. Cuando llegué a casa, me sentía muy mal, con dolores punzantes en el estómago. Terminé yendo al hospital y me quedé para un montón de pruebas. Me hicieron una cirugía exploratoria y descubrieron que tenía pancreatitis. Todo mi sistema estaba envenenado, y el doctor me dijo que si no hubiera ido al hospital cuando lo hice, probablemente habría muerto. Estuve allí tres semanas. Por primera vez en mi vida, no querían que perdiera peso y me dijeron que dejara que mi cuerpo sanara durante 6 meses. Mi peso en el hospital era de 134 kg.

Esperé seis meses y luego comencé el programa Medifast en el hospital. Perdí 44 kg en cuatro meses (ni un solo bocado de comida, únicamente batidos.)

Luego comí algo de pollo asado y la dieta se acabó para mí. Nunca pude volver al ayuno.

Luego mi hermana se casó y fui su dama de honor. Usé un vestido precioso, y todo el mundo pensaba que me veía hermosa. Ocho meses después, mi hermana murió de una sobredosis de drogas. Estaba tan destrozada y enfadada que todo lo que hice fue comer. Volví a ganar todo mi peso, incluso un poco más.

Durante los siguientes nueve años hice muchas dietas, y perdía peso solo para volver a aumentarlo. En 1991 terminé en el hospital con una hernia discal en el cuello. Tuve que hacerme una cirugía de emergencia cinco días antes de Navidad. Debido a que habían esperado tanto tiempo para operarme, mi lado izquierdo se estaba adormeciendo hasta la rodilla.

Luego, en 1992, me divorcié y perdí 34 kg. Me mudé a Las Vegas para empezar de nuevo y estar con toda mi familia. Mis hijos tenían 14 y 16 años y eran difíciles. Como madre soltera y manicura de tiempo completo, mi vida estaba muy ocupada, y me las arreglé para bajar a 79 kg. Me sentí muy bien conmigo misma.

Todavía tenía sobrepeso, pero sentía que podía vivir con eso y ser feliz. Viví en Las Vegas durante un año, antes de conocer a mi actual marido. Cuando nos separamos por un tiempo, perdí otros 14 kg. Por supuesto, eso me estaba matando de hambre otra vez. Esa es la razón por la que volvemos a ganar peso. No podía seguir comiendo así para siempre porque tenía hambre todo el tiempo. Trabajo con las uñas de las personas. En ese momento tenía una clientela completa y no tenía tiempo para comer con regularidad. Siempre había una tonelada de bocadillos en el salón de belleza, así que merendaba todo el día.

Me casé y nos mudamos de nuevo al sur de California, donde no pude revalidar mi licencia de manicura. Me la pasaba en casa todo el día sin hacer nada y comía por aburrimiento. En esos tres años, gané peso y luego lo perdí solo para volver a ganarlo. Nunca superé los 90 kg. Ahí es donde siempre empezaba a hacer dieta, porque me prometí que nunca volvería a pesar más de 91 kg.

En 2002 nos mudamos a Oregon, donde mi esposo se jubiló y quería tener una pequeña granja. Yo decidí obtener mi licencia de manicura y volver a trabajar. Soy una chica de ciudad que ama a la gente y quería conocer personas en esa ciudad nueva. Pensaba que la mejor manera de conocer gente cuando no tienes hijos pequeños es yendo a trabajar. Me encanta hacer manicura.

Luego, en 2003, tuve otra cirugía mayor, en la parte baja de mi espalda. Traté de perder peso después de eso porque mi médico me dijo que tenía la espalda de una mujer de 80 años. Hice otra dieta para aliviar un poco mi espalda. Pero, cuando trabajas en un salón de belleza, siempre hay dulces y la gente trae muchos productos horneados. Adivinaste... me los comía. Así que durante 12 años, mi peso subió y bajó casi cada dos años. He probado dietas tan locas que ahora ni siquiera puedo creerlo.

Luego, en 2014, bajé a 70 kilos, pero mi espalda estaba tan mal que tenía espasmos todo el tiempo. Me inclinada sobre mi lado derecho porque tenía escoliosis severa. Tuve otra cirugía de espalda en septiembre de 2014. Toda mi espalda está ahora fusionada con tornillos y varillas. Decidí retirarme, excepto por unos pocos clientes que veo fuera de mi casa. Tras dos años de estar en casa, ya había recuperado 89 kg y tenía una cita con el médico en diciembre de 2016. Mi médico me dijo que era prediabética, lo que no me sorprendió. Todos los miembros de la familia de mi papá tenían diabetes o murieron por complicaciones de la diabetes. Mi madre tuvo hipoglucemia la mayor parte de su vida. Me habían hecho pruebas de diabetes desde que estaba en la escuela primaria.

Le dije a mi médico que simplemente no tenía más fuerza de voluntad, así que me habló de la dieta cetogénica. En el último mes de 2016, leí todo lo que pude sobre esta forma de comer.

Estaba lista para empezar el 3 de enero de 2017. El primer mes no fue fácil, pero nunca (ni siquiera hoy) he comido nada que no estuviera en el plan. Trato de simplificar las cosas. Perdí 6 kg el primer mes y luego dejé de perder peso durante 2 meses. No me desanimé porque había abusado de mi cuerpo durante tantos años que pensé que me estaba adaptando a esta forma de comer. Volví al doctor seis meses después de empezar la dieta, y ella estaba muy feliz conmigo. Mi nivel de azúcar en sangre había bajado a 75 mg/dl y había perdido alrededor de 18 kg. Bajé 28 kg y he llegado a mi peso objetivo de 61 kg. He encontrado una nueva manera de amar y honrar mi cuerpo a través de la dieta cetogénica, y comeré de esta manera el resto de mi vida".

Abigail escribió: "Anoche recibí estas fotos de antes y

después de una amiga que apenas podía creer los cambios que he tenido en exactamente un año. Comencé mi rutina en febrero de 2017 y no tomé ninguna foto de antes porque no soportaba verme en el espejo, pero también porque no creía que aguantaría el tiempo suficiente para tomar una foto de después que fuera significativa.

No tenía ninguna motivación, ninguna dedicación, y estaba muy cerca de conformarme con tener sobrepeso y ser infeliz.

Cumplí 39 años en febrero de 2017 y tenía el sobrepeso más alto que había tenido nunca. Estaba muy deprimida, cansada, sufría de ataques de ansiedad, de pánico, y estaba viviendo mi vida en piloto automático. Tenía que comprar ropa más grande y cuando no estaba trabajando me la pasaba durmiendo todo el tiempo. No tenía ninguna motivación, ninguna dedicación, y estaba muy cerca de conformarme con tener sobrepeso y ser infeliz. Tenía dolor crónico en la cadera y en la parte baja de la espalda que me llevaba al consultorio del quiropráctico por lo menos una vez al mes. Tenía unos ciclos menstruales terribles que me provocaron una anemia extrema y tuve que empezar a tomar una mega dosis de hierro todos los días.

Algo de la llegada de los 40 años encendió una pequeña chispa en mí. Para mi cumpleaños 39, me inscribí en el gimnasio que mi mejor amigo había comprado el mes anterior y empecé la búsqueda de un objetivo ciego para ponerme en forma. No tenía un plan, ni una meta, pero pensé que si empezaba a trabajar hasta el punto del dolor todos los días, mágicamente me convertiría en una persona más saludable. Estaba tan equivocada. Decidí que iba a ser corredora y alternar el ejercicio cardiovascular con el levantamiento de pesas. Un mes después de estar dedicada al gimnasio todos los días, tenía calambres tan severos en las espinillas que el dolor me enfermaba físicamente. Tenía un dolor tan intenso en el hombro izquierdo por levantar tanto peso de manera inadecuada que apenas podía dormir. Todo ese trabajo duro, sin cambios en mi dieta y sin haber perdido un gramo en un mes. Estaba muy desanimada. Pasé de correr en la cinta a usar la elíptica y empecé a hacer ejercicio con mi mejor amigo, que también es entrenador. Cambiar mi rutina de cardio y aprender técnicas apropiadas de levantamiento de pesas definitivamente me ayudó, y perdí cerca de 2.5 kg.

Dejé el azúcar el mismo día que empecé el estilo de vida keto.

Un avance rápido a octubre de 2017. Mi mejor amiga había estado viviendo en cetosis durante dos años y me dio algo de información para que leyera después de haber expresado mi frustración por la incapacidad para perder peso. El domingo 8 de octubre de 2017 fue el primer día de mi prueba de dos semanas con el plan de alimentación de la dieta cetogénica. Fue entonces cuando el juego cambió por completo y empecé a recuperar mi vida. Había perdido siete libras (3 kg) al final de la primera semana y seis libras (2,5 kg) al final de la segunda semana. ¡Estaba totalmente motivada y entusiasmada! ¡Me encantaba la comida que preparaba y no extrañaba el azúcar! Dejé de consumir azúcar de golpe el día que empecé el estilo de vida keto.

Sólo había un problema: no tenía resistencia para el cardio y no podía hacer más de diez minutos en la elíptica. No podía levantar peso y sentí que había perdido toda mi fuerza. No pude levantar pesas las primeras tres semanas en keto. ¡No podía entender lo que estaba pasando! Dormía mejor por la noche, tenía la cabeza mucho más clara y era mucho más eficiente en el trabajo, pero no podía seguir el ritmo en el gimnasio. Leí sobre la gripe de la dieta keto y los cambios que se pueden sentir con la transición del combustible de carbohidratos al combustible de grasas, y juré que seguiría con la dieta, asegurándome de beber MUCHA agua y consumir mucha sal mineral. Abandoné mi rutina de cardio y pesas y empecé a tomar clases de yoga dos veces por semana. Me enamoré del yoga. ¡Para mi sorpresa, seguí perdiendo algunos kilos a la semana SIN todo ese tiempo en el gimnasio! En noviembre de 2017 añadí un poco de cardio y pesas, ¡mi resistencia había vuelto! No sólo estaba de vuelta, sino que tenía más energía que antes. Había superado ese obstáculo y me sentía increíble.

Me siento mejor de lo que JAMÁS me he sentido en mi vida.

Con la ayuda de mi amigo y su gimnasio comencé mi certificación de instructora de yoga en diciembre de 2017 y fui certificada para enseñar en marzo de 2018. Ahora, el yoga es el único ejercicio que hago de manera regular, además de pasear a mis perros a diario. No he levantado pesas, ni he estado esos insoportables 30-45 minutos en la elíptica desde diciembre. He perdido un total de TREINTA LIBRAS (14 kg) desde el 8 de octubre de 2017. Peso lo que pesaba a los 19 años y cumplí 40 hace cuatro meses. Sin embargo, la pérdida de peso no es mi mayor logro con la dieta keto. Mis trofeos son que no he tenido que ver al quiropráctico desde octubre de 2017. ¡Tengo CERO dolor en la cadera o en la parte baja de la espalda! Ya no tengo anemia y ya no tomo esas desagradables pastillas de hierro. No he tenido ni un solo ataque de pánico y, más allá de algún día difícil que esos que todos tenemos a veces, ¡no me siento deprimida! Ya no duermo la siesta porque no necesito la misma cantidad de sueño que solía necesitar antes. Me siento mejor de lo que me he sentido en toda mi vida. Cada día se siente esperanzado y lleno de promesas. Muchas gracias, dieta keto".

Carmella escribió: "Qué año tan asombroso ha sido para mí. Mi nieta pequeña, gemela, sobrevivió a una cirugía a corazón abierto como toda una guerrera. ¡Fue un milagro para nosotros!

Luego vino la revelación de que necesitaba hacer algo con respecto a mi peso. Aunque no me diagnosticaron ninguna afección médica, no me sentía muy bien. Estos pensamientos estaban en mi mente todos los días. 'Hoy es el día en que me sentiré bien y no comeré nada que engorde'. Pero el día continuaba, e inevitablemente perdía mi fuerza de voluntad y comía todo lo que veía. ¡Ugh!

Había seguido varios programas de dieta a lo largo

de mis 57 años, y aunque haya perdido peso, siempre fue una lucha... y siempre lo llamaba "dieta". No podía mantener el peso. Un colega mencionó que el Dr. Douglas Bishop (& Associates) en mi ciudad, Ottawa, Canadá, le había ayudado a perder peso y pensó que debía ir a verlos. A principios de febrero de 2017 reservé mi primera cita para reunirme con el Dr. Bishop y, después de una exploración corporal y una evaluación exhaustiva, me sugirió que probáramos el LCHF (Low carb, High fat por sus siglas en inglés – Carbohidratos bajos, grasas altas). Me dijo que a muchos de sus pacientes les iba muy bien con ese programa.

Recuerdo haberme sentado con Maureen, una enfermera, y mi consejera de control de peso para repasar el programa. Bueno, ella me hizo creer que podría hacerlo, así que, ¡decidí intentarlo! Hubo videos fantásticos que me ayudaron a dominar las etapas de LCHF y la dieta keto.

Las primeras dos semanas no le gustaron mucho a mi estómago, pero lo superé. No tenía idea de la cantidad de azúcar y alimentos relacionados con el azúcar que había estado comiendo. En el momento en que mi cuerpo empezó a quemar grasa, yo estaba en una buena racha, ¡y seguí perdiendo mucho peso!

Hubo muy pocas semanas en las que no perdí peso, pero perseveré y la grasa siguió disminuyendo. Sacaba ropa de mi armario todos los días que ya no me quedaba bien. Definitivamente necesitaría un nuevo guardarropa. ¡¡Sí!!

Desde entonces nunca he mencionado la fuerza de voluntad porque no pienso en la comida de la misma manera ahora. Me he movido más hacia la dieta keto a medida que el año ha progresado y realmente sigo ese viejo dicho....: "Como para vivir, no vivo para comer". Vi algunos videos sobre ayuno intermitente y ahora ayuno de forma regular, incluso probando ayunos de 24 horas al menos una vez a la semana. Nunca antes hubiera podido considerar el ayuno, pero ahora parece que va de la mano con la forma en que como y vivo. Descubrí que el yoga es una manera fantástica de remodelar mi cuerpo mientras sigo perdiendo grasa.

En el último año he perdido 50 libras (23 kg), y estoy cerca de mi peso deseado, pero más que eso, estoy más cerca de ser como siempre me vi a mí misma. Tengo más energía, me siento mejor sobre cómo me veo con la ropa que uso y, en resumen, me siento fantástica. Mi esposo Greg ha sido muy comprensivo y come LCHF la mayor parte del tiempo. Mis compañeros de trabajo, amigos y familiares siempre me hacen preguntas sobre cómo lo he hecho. Es simple, visita al sitio Diet Doctor.com, donde tú también podrás ver cómo hacer y encontrar un médico en tu área que apoye el estilo de vida LCHF y la dieta keto. Contar con este apoyo hace posible el éxito. Solo en mi oficina hay 7 colegas haciendo una variedad de planes de alimentación de la dieta LCHF/keto. Compartimos recetas e ideas sobre cómo convertir los alimentos regulares en keto.

DE QUÉ MANERA COMO

Tengo 57 años, soy gerente de banco y vivo en Ottawa, Canadá. Ayuno intermitentemente la mayoría de los días y como entre el mediodía y las 8 de la noche. Una vez a la semana hago un ayuno de 24 horas y tomo café negro, caldo y agua para mantenerme hidratado durante todo el día. La realidad es que se vuelve más fácil cuanto más seguido lo hago más, sobre todo si estoy ocupada en el trabajo. El tiempo pasa y ni siquiera me doy cuenta de que no he comido.

Un par de veces a la semana desayuno, es decir, un desayuno típico de tocino y huevo. A menudo el almuerzo es una ensalada Caesar de pollo que sobró de la noche anterior. Como me encanta hacer yoga después de trabajar en el banco todo el día, tener la carne y las verduras listas para cocinar hace que sea mucho más fácil mantenerme en el camino correcto. Además, trato de tener algunos fiambres,carne asada y pollo precocido o aceitunas y queso para hacer una cena rápida si no tengo tiempo de cocinar.

Si salgo a cenar, a menudo pido una hamburguesa deconstruida con tocino y queso, sin pan, y una ensalada aparte o una ensalada Caesar de pollo sin costrones. No horneo regularmente postres keto, pero si siento que necesito algo dulce, tomo un poco de queso crema con algunas bayas y crema batida. ¡Siento que como pastel de queso sin sentirme culpable!

Creo que enfocarme en lo básico, es decir, en la comida de verdad es muy fácil para mí".

Los testimonios expuestos demuestran la eficacia de la dieta cetogénica. Aunque la dieta cetogénica se desarrolló originalmente para tratar la epilepsia, a lo largo de los años ha demostrado su versatilidad y su capacidad para evolucionar y tratar otros trastornos y problemas de salud, sobre todo los relacionados con la pérdida de peso y mantener el cuerpo sano y en forma, tanto mental como físicamente.

4

POR QUÉ LA DIETA CETOGÉNICA FUNCIONA

Muchas personas han enfatizado la eficacia de la dieta cetogénica y lo bien que funciona, pero la cuestión central es cómo y por qué la dieta cetogénica funciona.

Explicaré el secreto detrás de la dieta cetogénica. Como se ha mencionado antes, la dieta cetogénica funciona por el proceso en el que el cuerpo está en un estado llamado cetosis.

¿Cómo se llega a este estado? Alcanzar el estado de cetosis significa que el cuerpo tiene ausencia de azúcar en sangre, es decir, la glucosa. Pero, ¿cómo puede haber ausencia de azúcar en sangre si se considera que es el combustible del cuerpo? ¿Puede el cuerpo vivir sin glucosa? Sí, y sí, el cuerpo funciona bien sin la presencia de glucosa. La glucosa se obtiene después de descomponer la ingesta de carbohidratos en el cuerpo.

Esta ingesta de carbohidratos se almacena en el cuerpo. Debido a que el cuerpo no puede utilizar toda esa ingesta, podrías preguntarte "¿Cómo gané peso? No he consumido chatarra como chocolates, dulces, helados y, sin embargo, estoy ganando peso". Tengo una respuesta a tus preguntas.

Tal vez te estés preguntando, después de todo, cómo funciona realmente la dieta cetogénica y cómo estar seguro de que solucionará tus problemas.

La dieta cetogénica es un plan alimenticio que consiste en consumir muy pocos carbohidratos, mínimas proteínas y un alto contenido de grasas.

Tras empezar esta dieta, el cuerpo carecerá de glucosa, también conocida como azúcar en sangre, que se obtiene de los carbohidratos. En este momento, no hay nada con qué "alimentar" el cuerpo. La grasa que consumes y la que has almacenado previamente producirá ácidos grasos y cetonas cuando se descomponga.

Estas cetonas serán transferidas por todo el cuerpo y luego transportadas al cerebro. Asumen el trabajo de la glucosa sin problemas. En determinado punto del proceso, el suministro de combustible del cuerpo se encuentra únicamente en las cetonas. Este estado se conoce como cetosis.

La cetosis es conocida por su eficacia en la reducción de peso y la resolución de otros trastornos. En sus inicios, la dieta cetogénica era -y sigue siendo- conocida por su eficacia en el tratamiento de la epilepsia.

CONCEPTOS ERRÓNEOS E IDEAS EQUIVOCADAS SOBRE LA DIETA CETOGÉNICA

La dieta cetogénica es ampliamente aceptada por todos y esto se debe a su efectividad. Al mismo tiempo, esto ha hecho que mucha gente cuestione su bondad y se han desarrollado conceptos erróneos a partir de ella.

Algunos de estos conceptos erróneos provienen de la ignorancia de las personas, de sus miedos y también del hecho de que la dieta keto puede hacer lo aparentemente imposible, lo que hace que para ellos sea difícil de creer. A continuación se presentan algunos conceptos erróneos sobre la dieta cetogénica:

PUEDES CONSUMIR TODA LA GRASA QUE QUIERAS

Estar en una dieta keto no te da rienda suelta para comer toda la grasa que desees, sino la grasa necesaria. Aunque en una dieta keto alrededor del 75% de la comida debe ser grasa, no puedes comer tantas grasas saturadas como desees.

Las grasas insaturadas son en realidad la opción preferida y recomendada por dietistas y profesionales de la salud; también han sido validadas por estudios e investigaciones. ES REALMENTE PELIGROSO.

Ha habido muchas especulaciones que hablan de que la dieta cetogénica es muy peligrosa. Este puede ser el caso de las personas que no siguen la dieta cetogénica con sensatez y consciencia.

Se ha dicho que causa una deficiencia de minerales, un alto aumento en el nivel de colesterol y así sucesivamente. También se ha dicho que causa enfermedades cardíacas. Todo esto puede ser perfectamente evitable si conoces tus macros y micronutrientes y cumples con ellos a diario, y también si te aseguras de mantenerse hidratado. Así, todas estas desventajas pueden ser evitadas y desarmadas.

LA CETOSIS Y LA CETOACIDOSIS SON TOTALMENTE IGUALES

La creencia de que la cetosis y la cetoacidosis son lo mismo ha estado dando vueltas por todas partes, pero son totalmente diferentes. "La cetosis es el proceso metabólico de utilizar la grasa como fuente primaria de energía en lugar de los carbohidratos. Esto significa que tu cuerpo descompone directamente sus reservas de grasa como energía en lugar de convertir lentamente la grasa y las células musculares en glucosa para obtener energía".

Esto según Perfect Keto. La cetoacidosis, por otro lado, se puede observar en pacientes diabéticos que siguen la dieta cetogénica. La cetoacidosis es una "afección que resulta de niveles peligrosamente altos de cetonas y azúcar en sangre", según Healthline. Esto hace que la sangre se vuelva demasiado ácida y afecte el funcionamiento de los órganos.

LA DIETA CETOGÉNICA ES UNA DIETA ALTA EN PROTEÍNAS

La dieta cetogénica no es una dieta alta en proteínas. La dieta cetogénica debe estar constituida de la siguiente manera: 75% grasa, 20% proteína y 5% carbohidratos. Si fuera una dieta alta en proteínas, tendría un porcentaje de proteínas de entre 30-35%.

EL AYUNO ES UN REQUISITO PARA LA DIETA KETO

Me gustaría hacer hincapié en esto. El ayuno no es un requisito para la dieta cetogénica. No se recomienda añadir el ayuno a la dieta hasta que la persona esté acostumbrada al sistema.

Sin embargo, el ayuno intermitente junto con la dieta cetogénica tiene sus beneficios. Aumenta la desintoxicación, la pérdida de peso y también ayuda a reducir los antojos y el hambre. Debe recalcarse que no debes hacer ayunos intermitentes junto con tu dieta keto a menos que domines la dieta con la reducción de tu ingesta de carbohidratos.

LA DIETA KETO ES RESISTENCIA AL ALCOHOL

Practicar la dieta cetogénica no significa que debes evitar por completo el alcohol. Aunque la mayoría de los vinos y alcoholes son fuentes altas en carbohidratos, algunos alcoholes son muy bajos en carbohidratos y amigables con la dieta keto, como la ginebra, el vodka, etc.

El alcohol no debe ser totalmente eliminado, lo que se requiere es que seas consciente de lo que elije y tengas cuidado con la forma en que bebes mientras haces la dieta keto. Es importante que tengas en cuenta que tu tolerancia al alcohol será más baja mientras estés en una dieta cetogénica.

LA DIETA CETOGÉNICA SOLO ES BUENA PARA PERDER PESO

Este es uno de los mitos y conceptos erróneos persistentes de la dieta cetogénica. Esta creencia connota que la dieta cetogénica es única y exclusivamente beneficiosa para las personas que tienen el propósito de perder peso. No te confundas, no dije que la dieta cetogénica no sea útil para la pérdida de peso; es una gran y muy efectiva herramienta para la reducción de peso, pero puede hacer mucho más que eso.

Los estudios han demostrado que la dieta cetogénica promueve la pérdida de peso y también ayuda a contrarrestar muchos vicios que aumentan el riesgo de enfermedad cardíaca y algunos síntomas metabólicos. También ha demostrado:

- La probabilidad de aumentar la esperanza de vida

- Reducir los antojos de comidas y azúcar
- Aumentar los niveles de energía
- Aumentar la salud mitocondrial
- Aliviar las afecciones inflamatorias de la piel
- Reducir la probabilidad de tener varias enfermedades crónicas como diabetes, fatiga crónica, cáncer, neurodegeneración.
- Reducir la inflamación del organism

EL CEREBRO NECESITA AZÚCAR PARA FUNCIONAR

Esta idea errónea es común en un gran porcentaje de la población mundial, la creencia de que el cerebro necesita azúcar para funcionar de manera eficaz.

Por lo tanto, la glucosa se conoce como el combustible del cuerpo. El razonamiento ilógico detrás de esto es que la glucosa se obtiene de los carbohidratos que ingerimos y la dieta cetogénica promueve una reducción drástica en la ingesta de carbohidratos, así que si la ingesta de carbohidratos, que es la fuente de glucosa, se reduce en gran medida, el cuerpo y el cerebro no funcionarán adecuada y eficazmente.

La ignorancia en este punto es que el aumento de las grasas y la disminución de los carbohidratos son muy beneficiosos para el cuerpo, y las grasas, cuando se descomponen, producen cuerpos cetónicos que reemplazan a la glucosa de manera efectiva en la alimentación y funcionalidad del cerebro.

Lleva a cabo el trabajo de la glucosa subsidiada y aporta ventajas adicionales como la mejora de la agudeza mental y la cognición. Los estudios han demostrado que la dieta cetogénica tiene enormes beneficios en la reducción de los síntomas en los pacientes con Alzheimer, y esto se consigue cuando el cerebro trabaja con cetonas en lugar de hacerlo con glucosa.

Arriba hay varios ejemplos de conceptos erróneos sobre la dieta cetogénica. Lo que acabas de leer son hechos en contra de esos conceptos erróneos.

Si tienes alguna otra pregunta sobre la dieta cetogénica, o conceptos confusos o poco claros, debes consultar a un dietista o a un profesional de la salud.

Llegamos al final del capítulo, ella importancia de la dieta cetogénica ha sido debidamente explicado.

También se han explicado la historia y el desarrollo de la dieta cetogénica.

Has aprendido que la dieta cetogénica se inventó originalmente para el tratamiento de la epilepsia y las convulsiones en niños pequeños, pero en el camino se descubrió que sirve para mucho más que como tratamiento de la epilepsia.

También se ha explicado el proceso detrás de la dieta cetogénica. ¿Cómo funciona? ¿Qué se necesita para que esto suceda? También hemos hecho hincapié en los diversos conceptos erróneos que las personas tienen respecto de la dieta cetogénica, como la creencia de que se puede comer tanta grasa como se desee, y la idea errónea de que la dieta cetogénica es muy peligrosa. Todo esto ha sido refutado y bien explicado.

5

POR QUÉ DEBERÍAS COMPROMETERTE CON LA DIETA CETOGÉNICA Y EL AYUNO INTERMITENTE PARA PERDER PESO

He recibido muchas consultas sobre el uso de la dieta cetogénica. Muchas personas se preguntan por qué deberían seguir la dieta cetogénica, por qué es mejor que otros programas de pérdida de peso, por qué deben ayunar para perder peso, si es lógico hacerlo, cómo funciona y si es realmente efectiva?

Tom es un hombre de 61 años que pesa 87 kg. Cuando tenía 59 años, era un hombre obeso con presión arterial alta, colesterol alto y demás. Sus médicos estaban encantados de que redujera drásticamente su peso y no sólo eso, también hubo un cambio significativo en su vida.

Las personas se preguntaban qué era lo que le había

dado ese impulso. ¿Fue porque un amigo suyo había muerto recientemente? ¿O porque se acercaba una reunión? Todo esto era cierto, pero no eran LA razón.

Tom tiene una hija llamada Alina, de 28 años. Ella trabajaba con éxito como contadora. Era feliz y exitosa. Tenía dolores de cabeza ocasionales, pero los médicos no le prestaban atención. En septiembre de 2016, fue llevada a la sala de emergencias. Los médicos encontraron un tumor masivo en su cerebro. Le practicaron dos cirugías para extirpar el tumor. La noticia era que sufría de glioblastoma. Es un cáncer cerebral agresivo de rápido crecimiento. El promedio de supervivencia es de 12 meses.

Después de la cirugía, decidieron unirse a un estudio de dieta cetogénica. Algo inesperado, ¿verdad? ¿Quién prescribe eso para un tratamiento contra el cáncer?

Sin embargo, esa no fue una decisión al azar; descubrieron a través de la investigación que la dieta cetogénica trata el cáncer. Podrían haber optado por cualquier otra terapia y tratamiento. Tom, que era obeso, podría haber hecho muchas otras cosas, pero ¿por qué la dieta cetogénica? Tom se unió a Alina como entrenador y como chef.

La dieta cetogénica no cura completamente el cáncer, pero ha demostrado ser prometedora para algunos tipos de cáncer, especialmente la GBM. ¿Cómo es posible? En términos simples, el cáncer come glucosa y necesita 20 veces más glucosa en comparación con otras células. Las células cancerosas no pueden hacer la transición al uso de cetonas, especialmente en el cerebro, haciéndolas más vulnerables a la quimioterapia y la radiación.

Las primeras dos semanas para ellos fueron difíciles. Abandonaron muchas comidas reconfortantes. Cambiar a una dieta cetogénica no es lo primero que se viene a la cabeza cuando se escucha la palabra cáncer, pero la dieta funciona. Tom perdió peso sin pasar hambre ni hacer cambios sustanciales en su programa de ejercicios. Su salud general mejoró drásticamente, dormía mejor y el cambio que mencioné antes fue que su hija Alina sobrevivió al cáncer.

Ya pasaron dos años de su diagnóstico inicial y no ha habido evidencia de que el tumor haya vuelto a crecer. La dieta cetogénica realmente les ha ayudado a superar los desafíos. Tom ha perdido 48 kg.

El razonamiento evidente aquí es que podrían haber

hecho otras terapias, pero la dieta cetogénica vino a rescatarlos.

La dieta cetogénica y el ayuno intermitente son medios más fáciles para reducir el peso. Recuerdo el caso de un niño obeso del que se burlaban en la escuela.

A toda costa, él quería perder peso, pero cada vez que corría, todos se burlaban de él; si iba al gimnasio de su escuela, sus compañeros lo intimidaban y era un poco vergonzoso para él porque se burlaban socialmente y eso lo afectaba psicológicamente.

Ya no podía tolerarlo mentalmente. Fue introducido a la dieta cetogénica y al ayuno intermitente; ¡qué alivio!

Ya no se rieron de él mientras bajaba de peso porque todo lo que hacía era privado. Nadie sabía lo que comía, el número de carbohidratos que consumía, y con el tiempo perdió 30 kilos. Ya no lo intimidaron ni ridiculizaron.

Si tu historia o situación es similar a la del niño, nunca es demasiado tarde para empezar. Si te has sentido avergonzado y burlado por tu condición, la dieta cetogénica está aquí para ti. No es obligatorio que la gente sepa que estás pasando por un programa de reducción de peso. También puedes hacer ayunos intermitentes en los confines de tu habitación y nadie lo sabrá.

La mayoría de las personas pierden en sus esquemas de pérdida de peso debido a muchas razones. Una amiga echaba de menos sus clases de gimnasia a las que no podía asistir debido a reuniones prolongadas, hasta que le hice saber la eficacia de la dieta cetogénica y el ayuno intermitente. Ya no tiene que salir de las reuniones. Muchos de ustedes están tratando de perder peso, pero debido a su apretada agenda y trabajo no pueden lograr fácilmente sus metas de acondicionamiento físico. ¿Para qué molestarse? La dieta cetogénica está aquí para ayudarlos.

Algunos de ustedes tienen trabajos muy exigentes que consumen mucho tiempo, como los banqueros, contadores, ingenieros, médicos, etc. Por ejemplo, un banquero que tiene que estar todo el día frente a un escritorio atendiendo a los clientes no tiene tiempo para programar sus planes de acondicionamiento físico y reducción de peso.

¿Por qué no seguir la dieta cetogénica y ayunar de forma intermitente? Esto no perjudicará la efectividad ni el horario de su trabajo, sino que mejorará su agudeza mental, su desarrollo cognitivo y aumentará su eficiencia en el trabajo.

¿No es una oferta estupenda y sin esfuerzo? Todo lo que tienes que hacer es dar el paso y descubrir un mundo fácil y de buenos resultado.

OTROS PROGRAMAS DE PÉRDIDA DE PESO QUE PUEDES REEMPLAZAR CON LA DIETA CETOGÉNICA Y EL AYUNO INTERMITENTE

Hay programas de pérdida de peso que la dieta cetogénica y el ayuno intermitente pueden sustituir. Esto puede deberse a varias razones y factores influyentes. Examinemos algunas de ellas a continuación e intentemos comprender por qué es así.

IR AL GIMNASIO

Es evidente que cuando alguien dice que quiere perder peso, la primera sugerencia que la familia y los amigos hacen es: "¿por qué no vas al gimnasio?"

Esta es la razón gracias a la que puedes conseguir el cuerpo deseado y lograr tus metas de acondicionamiento físico. Presentaré algunos casos de muestra y decidiremos al final del día.

A diario, una mujer que está desempleada va al gimnasio para hacer ejercicio y alcanzar sus metas de acondicionamiento físico. Afortunadamente para ella, consiguió un trabajo en una firma como abogada, pero no podrá volver al gimnasio.

Tal vez te estés preguntando por qué. Ella tendría varios casos y estaría tan ocupada que no tendría tiempo para ir al gimnasio, y con el tiempo aumentaría de peso.

Aunque está ganando dinero, y eso es bueno, hay un dicho que me encanta que dice "la salud es riqueza".

Ella no puede volver a cuidar de su salud. A veces, regresa tarde del trabajo por la noche, muy cansada para cocinar y come chatarra.

Todo esto puede resolverse mediante la introducción de la dieta cetogénica. Ella no tendría que sacar tiempo de su apretada agenda y comer chatarra de nuevo, pero aun así, podría perder peso.

Nuestro segundo caso es el de un productor de cine. Es evidente que los productores de cine tienen que pasar la mayor parte de su tiempo en el plató y en los escenarios.

Tal individuo no podrá ir al gimnasio y por lo tanto

sus metas de acondicionamiento físico se arruinan gradualmente. ¿Por qué no hacer ayunos intermitentes? La mayoría de los directores no tienen problemas para omitir o saltar comidas. Hay veces que tienen que rodar escenas antes de las 3 de la mañana. Pueden filmar continuamente una escena durante toda la mañana e incluso olvidar que no han comido. ¿No es eso una oportunidad? Es una forma de convertir un demérito en una ventaja adicional. Todo lo que tiene que hacer es elaborar un plan, aunque es aconsejable ver a un médico antes de comenzar para saber si puede hacerlo o no. La dieta cetogénica ha hecho que la pérdida de peso sea muy fácil.

USO DE HIERBAS MEDICINALES Y MEDICAMENTOS

Es probable que te preguntes cómo la dieta cetogénica y el ayuno intermitente podrían complementar los programas o reemplazarlos. Se sentiría muy bien darte cuenta de que una sola droga puede hacer que pierdas y pierdas peso.

El estrés de ir al gimnasio y todo eso se esfumaría. Incluso en nuestra sociedad actual, estas drogas son endémicas. El gobierno hará cualquier cosa en su capacidad de subsidiar el precio de tales medicamentos porque el resultado que ofrecen es muy tentador. Reducen la velocidad a la que las personas desarrollan enfermedades cardíacas lo que a su vez reduce indirectamente la velocidad a la que las personas mueren en la sociedad. Pero con eso, algunos de ellos siguen siendo bastante exorbitantes en precio. Veamos el caso de una mujer llamada Grace.

Grace es contadora. Es muy exitosa y muy diligente en todo lo que hace. Es muy ingeniosa. Grace estudió para aprender artes culinarias y cocinar. Llamaba la atención de todos los hombres.

Pero estaba en una relación. Entonces su novio rompió con ella, lo que realmente dejó a Grace devastada. Fue una relación de cinco años. Lloró semanas. Sólo tenía una compañera que la mantenía en esos tiempos: la comida chatarra.

Después de superar el trauma, no pudo superar la forma en que empezó a comer basura. Comía chatarra y no podía parar.

Con el tiempo, empezó a ganar mucho peso, su cintura se incrementó enormemente. Antes era la hermosa Grace, aquella a la que todos los hombres querían porque era "adorable". La situación llamó la atención de sus amigas, quienes le hablaron de una medicina a base de hierbas que reduce el peso de quienes la consumen.

Estaba muy contenta de haber encontrado por fin una solución a sus problemas. ¡Qué alivio! Empezó a tomar la píldora herbal pero no hubo mejoría. En vez de eso, aumentó cada vez más de peso. Tal vez te preguntes por qué. Su problema no es con su cuerpo sino con su hábito. El medicamento que estaba usando era para generar un cambio en su cuerpo, pero los factores causales aún no se habían tratado.

Más tarde fue introducida a la dieta cetogénica y el ayuno intermitente. Ambos funcionaron porque el problema que tenía no era con su cuerpo sino con su hábito, y la dieta cetogénica cambió su hábito y su estilo de vida, porque no es solo una dieta, es un estilo de vida.

Esto le sucede a la mayoría de las personas que dependen únicamente de las drogas y no ven ninguna mejoría. El problema no es su organismo, sino su rasgo habitual que sólo puede ser corregido por un remedio que se enfoque en el estilo de vida. Este remedio es la dieta cetogénica.

Entonces, ¿qué estás esperando? Nunca es demasiado tarde para empezar. Creo en el dicho que dice así "Un viaje de mil millas comienza con un paso".

CORRER Y OTRAS FORMAS DE EJERCICIO

Este sistema de acondicionamiento físico y reducción de peso es utilizado por todo el mundo, pero ¿realmente lo utiliza todo el mundo? Al despertar por la mañana, si miras por la ventana, verás a muchas personas trotando, sobre todo a tus vecinos.

Desearías poder unirte a ellos como antes pero no puedes. Podemos tener los mismos rasgos como seres humanos, pero somos bastante peculiares en nuestras formas diferentes. Nuestras huellas dactilares no coinciden con las de ninguna otra persona, lo mismo pasa con nuestros rasgos.

También te gustaría poder atarte las zapatillas todas las mañanas y salir a correr. No todo el mundo se siente inclinado a hacerlo. Algunos de nosotros no podemos darnos el lujo de correr un kilómetro y aun así tenemos que llegar a la oficina muy temprano en la mañana. Veamos tres casos de muestra en nuestra trama.

Abigail era una persona muy atlética en la escuela.

Tiene condición física y cerebro. Corría cuando estaba en la escuela secundaria y es muy buena corredora. Ella siempre busca tener una buena condición física y la forma de mantenerse saludable. Ahora está casada y tiene dos hijos. Después de tener a su primer hijo, recurrió a volver a correr y mantenerse en forma hasta que se dio cuenta de que estaba embarazada de nuevo.

Otra vez, no tenía tiempo para sí misma, tenía que cuidar a los niños, preparar el desayuno temprano en la mañana y así perdió el entusiasmo por ir a correr temprano en la mañana. Comenzó a ganar algo de peso porque comía por estrés.

Su problema ahora es que tiene una reunión universitaria dentro de cinco meses y sería muy vergonzoso que sus compañeros vean que Abigail, que alguna vez estuvo en forma, ahora es una mujer obesa. ¿Qué puede hacer?

Abraham es banquero. Está muy en forma y también es preparador físico. En una de sus reuniones con un cliente tuvo un accidente. Fue un accidente terrible. Casi pierde las piernas. Ya no está en silla de ruedas, pero no puede caminar durante mucho tiempo. Esto lo deprimió; comía y consumía chatarra de todo tipo. Se está volviendo muy obeso y su prometida está a punto de terminar con él a menos que pierda algo de peso. ¿Qué puede hacer?

Richard es muy reactivo a su aspecto y a lo que come; sus amigos lo llaman un fanático del fitness. Richard lo perdió todo cuando perdió a sus padres y hermanos en un accidente automovilístico. Él fue el único que sobrevivió. Perdió una de sus piernas y se frustró. Fue tan difícil que intentó suicidarse. Comía y comía. Ahora ha encontrado la redención y el amor en una mujer a la que llama su ángel enviado por Dios. Ahora tiene sobrepeso y quiere mejorar, ¿cómo puede hacerlo?

Para Abigail, ser madre es muy agotador y consume mucho de su tiempo, pero tiene que hacer todo lo que sea necesario. No es realmente obligatorio que empiece a correr para perder peso, ¿acaso no ha oído hablar de la dieta cetogénica? No tiene que volver a trotar, solo tiene que hacer un plan de comidas para su dieta y empezar a seguirla juiciosamente, y puedo asegurarle que antes de su reunión universitaria estará en forma como antes. Si comienza la dieta cetogénica hoy mismo, verá la diferencia.

A Abraham le aconsejo que no se estrese demasiado ya que todavía se está recuperando. Necesita ver a un médico para saber si está en condiciones de iniciar la dieta cetogénica debido a su estado. Si le aprueban la dieta, sería una experiencia maravillosa porque se sorprendería del resultado. Le aconsejo que no añada el ayuno intermitente a la dieta cetogénica por si debe consumir medicamentos y suplementos.

Sé que Richard sufre y no tiene control sobre sus hábitos. Sé con seguridad que aún tiene un propósito y debe cumplirlo. Es muy agradable la forma en que quiere redimirse. Tengo un remedio para él, y es muy simple. La dieta cetogénica es muy eficaz en estos casos. Tiene que ser diligente y seguirla estrictamente y estoy segura de que se redimirá y no tendrá ninguna razón para sentirse deprimido por la vida y sus desafíos.

Con estos casos queda demostrado que la dieta cetogénica es muy efectiva para reemplazar el ejercicio en personas con algunas peculiaridades.

USO DE VIDEOS DE ENTRENAMIENTO

No todo el mundo es capaz de ir a un gimnasio y hacer ejercicio o alcanzar sus metas de acondicionamiento físico. Esto puede deberse a varias razones. Para algunos, es el estrés de tener que ir al gimnasio.

Para otras personas, la falta de tiempo. Para el resto de las personas, el hecho de no querer verse humillados por otros en el gimnasio o mientras corren. Por recurren al uso de los DVD de entrenamiento. La mayoría de las personas no puede pagar la cuota de las clases de un gimnasio, así que ¿por qué no usar un DVD asequible?

El DVD de entrenamiento es muy asequible y puedes hacer el ejercicio propuesto en tu propia casa. ¿Si hay alguna desventaja en ello? Veamos las historias de dos o tres personas y entendamos mejor.

Leslie es representante de ventas en una compañía farmacéutica. Está tensa y eso tiene que ver con su peso. Ella no podía permitirse el lujo de ser miembro del gimnasio, así que compró un DVD de ejercicios y comenzó su viaje de acondicionamiento físico.

Le llegaron noticias buenas y ella se alegró mucho: la consideraban para un ascenso en el trabajo. Comenzó a trabajar en su horario para impresionar a la gerencia y recibir el ascenso. Poco a poco dejó de tener tiempo para sí misma y para su cuerpo. Subió algunos kilos por no tener tiempo para cocinar y todo lo que comía era chatarra. A veces, durante el fin de semana, cuando estaba cansada, se deleitaba con un bocadillo nocturno de pollo y una bolsa de papas fritas. Ha engordado casi 7 kilos. Cuando se dio cuenta de los cambios en su peso, se quedó petrificada porque era probable que perdiera el ascenso. ¿Qué va a hacer?

Danny es abogado, tiene tres hijos y una esposa hermosa. Pocos años después de casarse subió de peso por el estrés de tener que mantener a la familia y ocuparse de la familia extendida. Debido a su apretada agenda, no pudo inscribirse en un gimnasio, pero su esposa le compró un DVD de ejercicios. Esa fue una gran noticia para él. Comenzó a usar el DVD de entrenamiento y fue efectivo. Luego le ofrecieron ser socio, pero aún faltaban meses. Empezó a hacer todo lo que estaba a su alcance para obtener esa sociedad: tenía competidores. Se había olvidado por completo del DVD de ejercicios y empezó a ganar peso. Esto fue una sorpresa: su esposa había viajado y no quería que regresara y lo encontrara obeso. Se sentía muy confundido: si su esposa regresaba y lo veía obeso, no se lo tomaría a la ligera, pero si empezaba a hacer ejercicio, no tendría tiempo para perseguir la oportunidad de su vida. ¿Qué va a hacer?

Hillary es una mujer muy exitosa. Tiene tres hijos y un marido cariñoso que por desgracia murió en un accidente. Se quedó sola con tres hijos, estaba muy deprimida y estresada. Tenía que cuidar a los niños y también valerse por sí misma. Ha engordado mucho. Al darse cuenta de esto, decidió inscribirse en un gimnasio, pero al escuchar el horario, no pudo hacerlo. Así que compró un DVD de ejercicios y comenzó el programa, pero con el tiempo no pudo continuar debido a las responsabilidades que tenía. Engordó más y más. ¿Te preguntas cuál es la salida para ella?

Los tres están en situaciones muy comprometedoras. Para el caso de Leslie, como he dicho antes, la salud es riqueza. Lo ideal sería que no se prive de tener buena salud por obtener riqueza.

Tengo una solución a sus preocupaciones. No tiene que preocuparse o estresarse innecesariamente porque la dieta cetogénica está aquí para ayudarla. El problema es la falta de tiempo, entonces lo que necesita es una solución que no le quite tiempo valioso. Puede hacer la dieta cetogénica y aun así tener tiempo suficiente para cumplir con sus objetivos de ascenso. Todo lo que tiene que hacer es controlar su consumo de carbohidratos, minimizar la cantidad de proteínas que consume y aumentar el consumo de grasa. Puedo asegurarle un resultado positivo y un organismo bien preparado para asumir ese ascenso.

Para Danny, la vida está llena de soluciones, solo tiene que explorarlas. Yo le ofrecería una solución confiable y probada: la dieta cetogénica. Si la comienza hoy, hará que su esposa encuentre a un hombre completamente diferente al que vio la última vez, y él se sorprendería a sí mismo.

Para Hillary, sé que la vida puede ser dura a veces, pero no deje que eso la deprima o minimice lo que. Pruebe la dieta cetogénica hoy y verá la diferencia.

Sé que estos casos pueden estar relacionados de una forma u otra contigo. La dieta cetogénica está aquí para ayudarte. No solo combatirás tus problemas de peso, sino que también tratarás otros trastornos en tu cuerpo.

6

BENEFICIOS DEL AYUNO INTERMITENTE

En el mundo de la salud y la gestión sanitaria, el ayuno intermitente se está volviendo famoso y popular. La historia del ayuno intermitente podría rastrearse a los inicios del hombre. Ha sido una gran ventaja para el hombre. A continuación se presentan algunos de los beneficios del ayuno intermitente:

1. Mejora la quema de grasa
2. Refuerza la pérdida de peso y de grasa corporal
3. Aumenta tu nivel de energía
4. Reduce los niveles de azúcar e insulina en sangre
5. Mejora la claridad mental y la concentración

6. Revierte la diabetes tipo 2
7. Promueve la hormona de crecimiento
8. Reduce el nivel de colesterol en sangre
9. Alarga potencialmente la vida
10. Reduce la inflamación.

1. MEJORA LA QUEMA DE GRASA

Este es uno de los principales beneficios del ayuno intermitente. Aumenta rápidamente la velocidad a la que se queman las grasas en el cuerpo. El horario de tu ayuno quema grasas. Las grasas en tu cuerpo son generadas por el exceso de carbohidratos que se almacenan. Por lo tanto, no comer en ciertos intervalos reducirá la ingesta y tu nivel de grasa.

2. REFUERZA LA PÉRDIDA DE PESO Y DE GRASA CORPORAL

Los programas de ayuno intermitente para perder peso han sido reconocidos por los usuarios por su eficacia en la pérdida rápida de peso. También reducen la grasa corporal. Están de moda ahora debido a los resultados y a los diversos testimonios de la gente. Al reducir la velocidad en la que ingieres alimentos, reduces tu peso y grasa corporal.

3. AUMENTA TU NIVEL DE ENERGÍA

Quizás te estés preguntando cómo un ayuno que de por sí cansa puede darte energía. La razón principal del sobrepeso son los carbohidratos no utilizados que se almacenan. Por lo tanto, seguir un programa de ayuno intermitente reduciría la grasa y haría que el resto sea usado. Esto promovería una generación más rápida de energía. Además, si el cuerpo se deshace del exceso de grasa, será capaz de llevar a cabo más funciones. Y, como dice el dicho, "Un cuerpo sano es un cuerpo ágil".

4. REDUCE LOS NIVELES DE AZÚCAR E INSULINA EN SANGRE

Los estudios han demostrado que el ayuno intermitente reduce el nivel de azúcar en sangre. El ayuno intermitente es un proceso en el que la alimentación es limitada durante ciertos momentos de la semana, ayudando a hombres y mujeres a perder una cantidad masiva de peso. También ayuda a reducir la insulina. A menudo, la diabetes se trata con medicamentos y no con terapias y dieta, y tratarla con medicamentos nunca aborda la raíz del problema. Se ha dicho que el peso ayuda a las personas a reducir la resistencia a la insulina y también ayuda a absorber el azúcar en sangre de manera más efectiva.

5. MEJORA LA CLARIDAD MENTAL Y LA CONCENTRACIÓN

Este es un beneficio muy importante del ayuno. La pérdida de peso y grasa hace que el desarrollo cognitivo aumente rápido. Veamos la historia de Tony. Tony es un chico de secundaria, obeso, que siempre fue objeto de burlas y acoso por parte de sus compañeros. Uno de los amigos de su madre le habló sobre el ayuno intermitente. Después de semanas de terapia, su vida cambió. La confianza en sí mismo aumentó y también la atención en sus estudios. Sus temores se aliviaron y comenzó a sobresalir en clase. Estaba mentalmente activo.

Se ha demostrado que el ayuno intermitente aumenta la velocidad a la que pensamos. Algunos expertos han explicado que la mayoría de los pacientes obesos tienen problemas con la depresión y tienden a sentirse siempre deprimidos, pero al perder peso, esos miedos y la depresión desaparecen y eso produce una mayor agilidad mental.

En la mayoría de los casos, esto no es cierto. La reducción en la forma en que comemos también ayuda a nuestro cerebro a aumentar su funcionalidad y, por lo tanto, a promover la agilidad y la agudeza en las personas.

6. REVIERTE LA DIABETES TIPO 2

Es una gran ventaja para el mundo que el ayuno intermitente revierta esta condición. La diabetes tipo 2 es causada por la resistencia del cuerpo a la insulina y el aumento del azúcar en la sangre.

Estos son algunos de los beneficios que se derivan del ayuno intermitente: reduce el nivel de colesterol en sangre, alarga la vida al tratar el nivel de azúcar en sangre y el nivel de colesterol, y también se sabe que trata la enfermedad de Alzheimer y otros síndromes.

Los beneficios del ayuno intermitente requieren un catálogo largo y extenso y no pueden ser mencionados con palabras, sino más bien a través de la experiencia. Así que, ¿por qué no empezar hoy y recibir sus diversos beneficios?

BENEFICIOS DE LA DIETA CETOGÉNICA

Los beneficios de la dieta cetogénica tienen un amplio catálogo. La dieta cetogénica proporciona una amplia gama de beneficios y tratamientos. Cuando se inventó, el único propósito era curar y tratar las convulsiones en niños pequeños. Y entró en primer plano cuando Charlie Abrahams compartió su testimonio. Investigaciones y estudios han demostrado que la dieta cetogénica reduce rápidamente el peso del paciente.

A continuación, algunos de los beneficios de la dieta cetogénica:

1] La dieta cetogénica reduce del peso y la grasa corporal. Eso sucede mientras a través del estado de cetosis. La cetosis es conocida por reducir drásticamente el peso corporal, ya que, durante este estado, la grasa corporal almacenada se quema y se utiliza, lo que causa una gran reducción de peso en el cuerpo del individuo. Llegar a este estado de cetosis no es fácil, pero puede lograrse a través de la dieta cetogénica. La dieta cetogénica aumenta la ingesta de grasas y, cuando ellas se descomponen, se producen las cetonas que sirven para este propósito.

2] La dieta cetogénica aumenta la agilidad mental y el estado de alerta de los pacientes. Esto ha sido demostrado por diversas personas. Como se explicó en el capítulo anterior, la dieta cetogénica reduce la depresión, lo que vuelve a los pacientes más activos. Por la mera ausencia de azúcar en sangre, la dieta cetogénica ayuda a la funcionalidad del cerebro y hace que funcione mejor, además de aumentar la destreza cognitiva del individuo.

3] La ketosis ayuda a controlar el nivel de azúcar en sangre. La dieta cetogénica ayuda a la reducción y el control perfecto del nivel de azúcar en sangre. La estructura de las comidas de la dieta cetogénica lo dice todo. El azúcar en sangre es causada por el exceso de ingesta de carbohidratos y la dieta cetogénica tiene un plan de comidas que se reduce la ingesta de carbohidratos que comemos y aumenta el número de las grasas.

4] La dieta cetogénica domina el tratamiento de las crisis epilépticas en pacientes epilépticos, especialmente en niños pequeños. Revisando la historia de la dieta cetogénica, descubrimos que la dieta cetogénica fue diseñada originalmente para el tratamiento y la reducción de convulsiones en niños pequeños. Ha sido una gran ayuda para la raza humana: incluso cuando los medicamentos anticonvulsivos fallan, los médicos recurren a la dieta cetogénica.

5] La dieta cetogénica también trata trastornos y enfermedades como el Alzheimer, enfermedades cardíacas, hígado graso y varias otras.

6] Ha sido probado que la dieta cetogénica alarga y mejora la vida de las personas. Puede resultar sorprendente, pero los estudios han demostrado que esto está certificado y es auténtico. El alivio y la reducción de peso y grasa corporal reducen la velocidad a la que uno se convierte en víctima de enfermedades que quitan la vida. La dieta cetogénica, a través de su tratamiento eficaz en las crisis de pacientes epilépticos y también en la pérdida de peso, reduce la velocidad a la que la enfermedad se convierte en mortal.

De esta forma, los beneficios de la dieta cetogénica son convincentes respecto de ser la dieta perfecta. Entonces, por qué no probarla hoy? ¡y ver que su vida nunca será la misma!

7

DIFERENTES TIPOS DE AYUNO INTERMITENTE

Los tipos de ayuno intermitente varían y tienen muchas formas de hacerse. A continuación se presentan algunas maneras de hacer un ayuno intermitente:

1] **El método 16/8:** Esto es un ayuno de 16 horas cada día. Este método, como he dicho antes, implica un ayuno de 14 a 16 horas y restringe la posibilidad de comer entre 8 y 10 horas al día.

Con esto se permite comer unas 2-3 comidas. Este método de ayuno también se conoce como el protocolo de Leangains, que fue propuesto y popularizado por el experto en fitness Martin Berkhan. Este método es tan fácil como no comer nada durante la cena o saltarse el desayuno.

Por ejemplo, si cenas alrededor de las 8 pm, todo lo que tienes que hacer es no comer nada hasta las 12 del mediodía del siguiente día. Esto implica ayunar durante 16 horas. Se recomienda que las mujeres sólo ayunen 14-15 horas porque les va mucho mejor con ayunos un poco más cortos.

Es cierto que puede ser muy difícil: no es fácil de cumplir para las personas aficionadas a comer en la mañana o a tener bocadillos nocturnos. Será muy cómodo para las personas que se saltan el desayuno porque es esencialmente la forma en que comen.

Si no te sientes cómodo pasando hambre por la mañana, puedes tomar agua, café y otras bebidas. Las infusiones y bebidas también sirven para reducir los niveles de hambre y la tentación de comer un bocadillo.

Debes tener en cuenta que es de suma importancia comer alimentos saludables durante las comidas. El hecho de que realices un ayuno intermitente no te da permiso para comer basura procesada. Si consumes una gran cantidad de calorías durante tu comida es probable que eso dificulte los efectos del ayuno intermitente.

Personalmente, encuentro que esta es la manera más

natural de ayunar. Yo también la practico. Se ha demostrado que los bocadillos nocturnos no son digeridos de manera correcta por nuestro sistema digestivo, lo que causando una cantidad redundante de exceso de grasas y calorías no quemadas en nuestro cuerpo.

Este ayuno no requiere esfuerzo; no solo estás haciéndole un favor a tu sistema digestivo, sino que también te beneficias de él de varias otras maneras. Permíteme usarme a mí misma de ejemplo. También me dedico a la dieta cetogénica, así que no tengo hambre hasta alrededor de la 1 pm de la tarde. Más tarde, como mi última comida entre las 6 y las 9pm. Con esto termino ayunando 16-19 horas cada día.

A modo de resumen y conclusión, el método 16/8 consiste en el ayuno diario de 16 horas para los hombres y 14-15 horas para las mujeres. Es decir que pueden comer durante 8 horas y hacer 2-3 comidas.

Es muy recomendable no abusar de esta oportunidad para comer alimentos procesados o ingerir muchas calorías. Esto dificultará la efectividad del ayuno y los resultados pueden no ser los esperados.

2] **La dieta de 5:2:** significa que ayunarás 2 días a la

semana. Comes de forma normal 5 días y ayunas los 2 días restantes. Así restringes tu consumo de calorías entre 500-600.

Esta también se conoce como la dieta rápida. Fue popularizada por el renombrado médico y periodista británico Michael Mosley. Es aconsejable que las mujeres consuman 500 calorías y los hombres 600 durante los días de ayuno.

Por ejemplo, si decides que los dos días de ayuno sean los lunes y los miércoles, se espera que en esos días comas dos comidas de 250 calorías (las mujeres) y 300 calorías (los hombres). Como los críticos señalaron con razón, no hay un estudio válido que pruebe esta dieta, pero hay muchos estudios e investigaciones que han comprobado que el ayuno intermitente es eficaz y muy útil en la reducción de peso y otros beneficios. Así que podemos decir con razón, y dado que esta dieta es una forma de ayuno intermitente, que es eficaz y fiable.

La conclusión es que el ayuno intermitente implica comer 500 calorías para las mujeres y 600 calorías para los hombres durante dos días a la semana, pero pueden comer libremente durante los otros 5 días.

3] Comer-Parar-Comer: Significa que el ayuno se

realiza durante 24 horas. Este método del ayuno intermitente implica un ayuno de 24 horas una o dos veces a la semana. Este método fue popularizado por el reconocido experto en fitness Brad Pilon y es tendencia desde hace ya algunos años.

Si ayunan de la cena de hoy a la cena de mañana, significa que han ayunado durante 24 horas. Por ejemplo, si terminas de cenar a las 8 pm del viernes y no comes hasta las 8 pm del sábado, has ayunado 24 horas seguidas. La opción que se utiliza en la dieta 16/8 también se puede utilizar aquí. Las bebidas no calóricas como el café, el agua y otras similares se pueden tomar durante el ayuno, pero no se permite ningún alimento sólido. Se sabe que esas bebidas son una herramienta muy útil para reducir el nivel de hambre. Por lo tanto, reducen la tasa de tentaciones para romper el ayuno.

Si haces esto para perder peso, es muy importante que tengas en cuenta que debes comer con normalidad durante tus comidas. El hecho de que hayas ayunado durante 24 horas no te da permiso para comer en exceso los días que no ayunas. Por lo tanto, la cantidad de comida debe ser minimizada.

Uno de los mayores problemas de esta forma de ayuno intermitente es que es muy difícil de seguir.

Quizás te estés preguntando cómo hacerlo de inmediato. No es obligatorio empezar de inmediato, se puede empezar con un ayuno de 14 a 16 horas y luego pasar a las 24 horas. Puedo testificar esto, lo he hecho un par de veces.

El comienzo será muy fácil, pero las horas finales serán un infierno. Es por eso que hice un ayuno de 14-16 horas primero para llegar luego a las 16-19 horas. Es decir, no es algo que se pone en marcha de inmediato.

En pocas palabras, el método de Comer-Parar-Comer del ayuno intermitente implica una rutina de ayuno de 24 horas uno o dos días a la semana.

4] **Ayuno en días alternativos:** El ayuno en días alternativos significa que ayunas cada día alterno. Hay muchas versiones de este método. La mayoría permiten alrededor de 500 calorías los días de ayuno. Varios estudios muestran los beneficios del ayuno intermitente en algunas versiones de este método. Un ayuno completo cada dos días parece demasiado extremo, por lo que realmente no lo recomiendo para principiantes.

Practicando este método, vas a la cama con hambre

muchas veces a la semana. Esto no es realmente agradable, y bastante insostenible a largo plazo.

El ayuno en días alternativos significa que ayunas cada dos días, puede ser por no comer nada en absoluto o por comer pocas calorías.

5] La dieta del Guerrero: este nombre puede sonar absurdo para una dieta, pero significa ayunar durante el día y hacer una comida enorme por la noche. Este método de dieta fue popularizado por un experto en fitness llamado Ori Hofmekler. La dieta implica ingerir una cantidad pequeña o mínima de verduras y frutas durante el día y comer una comida enorme por la noche. Ayunas todo el día y te das un festín por la noche, todo dentro de una ventana de 4 horas.

Esta fue una de las dietas populares para incluir el ayuno intermitente. También se ha dicho que abarca opciones de alimentos estrechamente relacionados con la dieta paleolítica. Desde mi punto de vista, esta dieta tiene una historia que ha sido representada por su nombre. La dieta del guerrero se puede ubicar en los tiempos antiguos, cuando los guerreros iban al campo de batalla temprano en la mañana. Solo comían algunas cosas que podían encontrar en el camino, como frutas y verduras. Después de la batalla, regresaban por la noche y, alegres, festejaban como reyes. Comían mucho y dormían. El ciclo comienza de nuevo al día siguiente.

En esencia, la dieta del guerrero trata de comer pequeñas cantidades de frutas y verduras durante el día y hacer una comida enorme en la noche dentro de una ventana de 4 horas.

6] Saltarse las comidas de manera espontánea: simplemente significa que te saltas las comidas cada vez que es conveniente. No tienes que seguir un plan de ayuno estructurado, todo lo que tienes que hacer es saltarte las comidas cuando sea conveniente para ti. Puedes saltar comidas cuando estés demasiado ocupado o simplemente no tengas ganas de comer.

Hay un mito que dice que los humanos tienen que comer de vez en cuando o perderán sus músculos y alcanzarán la inanición. Como bien puedes haber entendido hasta ahora, el cuerpo humano está bien estructurado y equipado para manejar largos períodos de hambruna, sin mencionar no comer una o dos veces de vez en cuando. Es bastante fácil de hacer: si no tienes hambre, puedes saltar el desayuno; si estás atascado en el tráfico, en lugar de comprar bocadillos en la carretera, ¿por qué no hacer un ayuno corto?

No ingerir una o dos comidas es lo que implica el ayuno espontáneo e intermitente. Asegúrate de ingerir alimentos saludables durante las comidas.

Además, el ayuno espontáneo es la forma más natural de hacer el ayuno intermitente, porque simplemente implica saltarse una o dos comidas cuando no tienes ganas de comer o cuando no tienes tiempo para comer.

Hemos podido examinar varios métodos y enfoques del ayuno intermitente. La pregunta ahora es ¿cómo sé cuál haré? Solo tienes que elegir el más conveniente para ti, o puedes buscar la ayuda de un especialista o un profesional de la salud. Elige y empieza hoy. ¡Nunca serás el mismo!

DIFERENTES TIPOS DE DIETA CETOGÉNICA

La dieta cetogénica varía en tipos: existen diversos enfoques por los que alguien puede hacer la dieta cetogénica y llegar a un estado de cetosis. Hay muchos tipos de dietas cetogénicas y cada una de ellas es útil para diferentes propósitos.

Compararás cada uno y luego decidirás el camino que tomarás con el fin de alcanzar tus metas de fitness. Ahora voy a compartir algunos de estos enfoques y tipos de dietas cetogénicas contigo.

1] La Dieta cetogénica estándar [SKD]: por sus siglas en inglés]: la dieta cetogénica estándar es la forma más básica de la dieta cetogénica. El objetivo de la SKD es consumir 50 gramos, o menos, de carbohidratos cada día para mantener el cuerpo en un estado de cetosis. Las calorías las obtendrás a partir de grasas y proteínas. Este es sin dudas el mejor lugar para empezar con tu dieta y, debido a su eficacia, muchas personas que la han probado no tienen ninguna razón para cambiar a otro tipo. Los resultados positivos que obtuvieron lo demuestran.

2] La dieta cetogénica dirigida [TKD]: el objetivo de la dieta cetogénica dirigida es consumir carbohidratos durante tus entrenamientos. Puede ser inmediatamente antes o inmediatamente después.

Este plan de dieta es más útil para las personas que hacen ejercicio con regularidad. Se puede realizar siendo un atleta reciente o uno altamente entrenado. Los carbohidratos deben mantenerse muy bajos, a pesar de que los entrenamientos pueden aumentar la tolerancia a los carbohidratos. En general, esta dieta se realiza a través del consumo de 30 a 50 gramos de carbohidratos con el fin de mantener los niveles de energía durante el entrenamiento.

3] La dieta cetogénica cíclica [ERC, por sus siglas en inglés]: la dieta cetogénica cíclica es principalmente para atletas avanzados que necesitan un mayor impulso de carbohidratos como combustible durante su entrenamiento. En este grupo de atletas incluye levantadores de fuerza, corredores de resistencia y jugadores profesionales. Necesitan consumir altas cantidades de carbohidratos dos días antes de su competencia con el fin de recargar completamente su almacenamiento de glucógeno. Esto ayudará al crecimiento muscular y con la fuerza, aunque también puede conducir al almacenamiento de grasa.

4] La dieta cetogénica alta en proteínas: este modelo de dieta cetogénica es sobre todo para personas que quieren perder exceso de grasa corporal. En la dieta cetogénica alta en proteínas, el objetivo es reducir el exceso de grasa, no solo el peso corporal.

Al tener una mayor proporción de proteínas, en comparación con las grasas, el cuerpo es capaz de mantener una masa muscular magra y contribuye a crear músculo en el caso de hacer ejercicio. Para asegurarte de utilizar la grasa que ya está almacenada en el cuerpo como combustible, esta versión es incluso más rápida que la dieta cetogénica normal. Con este modelo se consumen hasta 1,5 gramos de proteína por cada medio kilo de masa magra. Este aumento de proteínas es para quemar grasas y hace que sea más fácil perderla, manteniendo y ganando fuerza.

5] El ayuno de ahorradores de proteínas modificado [PSMF, por sus siglas en inglés]: esta es una modificación muy restrictiva de la dieta cetogénica. Incluye principalmente proteínas magras y se mantiene en 600-1000 calorías al día. Está diseñada como una solución temporal para dar inicio a la pérdida de peso, mientras se preserva la masa muscular. Los que están en ella evitan la carne que tiene contenidos más altos de grasa. No agregues grasa mientras cocinas y continúa evitando los carbohidratos. La grasa que producen los cuerpos cetónicos proviene principalmente de la grasa que se almacena en el cuerpo. Este modelo es muy bueno para hacer durante un tiempo, pero no es un estilo de vida sostenible.

8

ELEGIR EL AYUNO INTERMITENTE PERFECTO TI

A la luz de los capítulos anteriores, has visto varios tipos de ayuno intermitente y distintos enfoques para ellos. Los psicólogos han observado que una de las incertidumbres que residen en el hombre es la incapacidad de conocer el viaje o el desafío para involucrarse.

Esto es muy difícil, lo sé porque hay varias opciones para elegir y es bastante confuso. Es por eso que estoy aquí para ayudarte en el camino y a lograr tus metas fitness.

Como he mencionado en el capítulo anterior, el ayuno intermitente varía en métodos y estilos por los cuales la gente los elige. He mencionado estos métodos que incluyen:

1] El método 16/8, que implican que ayunar 14-16 horas al día.

2] Las dietas 5:2, que implican ayunar 2 días a la semana.

3] Comer-Parar-Comer, que implica ayunar 24 horas durante uno o dos días por semana.

4] Ayuno en días alternativos, que implica ayunar día por medio.

5] La dieta del guerrero, un enfoque que se puede asemejar al de un guerrero: se trata de comer frutas y verduras durante todo el día y una comida enorme por la noche.

6] Método espontáneo, el que nos sucede a cada uno de nosotros. Simplemente significa saltarse las comidas de manera intencional y de vez en cuando, cuando no estás realmente hambriento o cuando estás demasiado ocupado en el trabajo o con otras cosas. Es una de las maneras más naturales de llevar a cabo el ayuno intermitente.

Hay varias razones que llevan a la gente a hacer el ayuno intermitente. Algunos lo hacen para perder peso, otros para mantenerse saludables; otros lo hacen para mantenerse en forma. Hay un giro en esta toma de decisiones, ¿cómo saber cuál es la ideal para ti? Veamos un caso.

Rebecca es representante de ventas. Se sorprendió mucho al pesarse y darse cuenta de que pesaba 79 kilos. Estaba aterrorizada y confundida, no sabía cómo sucedió. Se conectó a Internet y leyó algunos artículos y libros sobre la pérdida de peso. Luego vio un artículo sobre el ayuno intermitente y sus numerosas ventajas. Y decidió hacer la dieta. También decidió seguir la dieta del guerrero porque se veía prometedora y pensó que produciría un resultado más rápido que la ayudaría a alcanzar sus metas fitness.

Las primeras horas del primer día de su ayuno fueron bastante fáciles, se sintió feliz. Pero debido a la naturaleza de su trabajo, necesitaba energía para seguir adelante. Se desvaneció y perdió el equilibrio a las 3 de la tarde. ¡Oh no! debía comer algo. Corrió al lugar más cercano donde podía conseguir comida y comió. Qué triste que no pudo mantener el ayuno. Estaba confundida sobre qué hacer a continuación, ya que había fracasado en la dieta del guerrero. Un amigo y compañero de trabajo le aconsejó que fuese a ver a un dietista con el fin de saber qué opción se adaptaría a ella. Más tarde fue al dietista y le dijeron que tenía que empezar poco a poco.

El proceso de ayuno intermitente puede ser comparado con la experiencia de un niño pequeño y una bicicleta. El niño tenía que ir a pie a visitar a sus amigos. Era algo muy agotador para él. Entonces consiguió una bicicleta y fue el final de todos sus problemas. Decidió sacar su bicicleta un día y se cayó.

Esto lo desanimó. Decidió no volver a andar en bicicleta nunca más. ¿Será que no sabía que no era tan fácil? Te caerás un montón de veces pero cuando aprendas, será muy fácil de hacer. Puedes cerrar los ojos mientras conduces y desarrollas muchas habilidades.

El ayuno intermitente no es un esquema fácil al principio, pero es así debido a que no conocemos el régimen. Después de terminar de aprender las habilidades, te convertirás en un experto e incluso podrás enseñar a otras personas y animarlas a no rendirse. Aprender a montar una bicicleta implica caer muchas veces, y es por eso que estoy aquí. Para guiarte a través del desafío con el fin de no tropezar, porque la mayoría de las veces, esas caídas pueden ser muy peligrosas.

Como principiante en este programa, trata de no superarte a sí mismo. Recuerda que eres nuevo en el sistema, al igual que tu cuerpo. Empieza poco a poco. Lo más aconsejable es comenzar con el método 16/8 o el método espontáneo. Podrías incluso crear tu propio horario. Por ejemplo, digamos que soy contadora. Esto significa que tengo que salir temprano por la mañana. Podría tomar una taza de café antes de ir a trabajar. Puedo llevar algunas frutas y verduras para mantenerme con vida. Cuando vuelva por la tarde, comeré y la ventana terminará entre las 8 y las 9 de la noche. El ciclo continúa. También puedo decidir no tomar nada excepto agua hasta que regrese y coma mi cena. Todo depende de tu horario de trabajo y, lo más importante, de tu cuerpo. Es aconsejable consultar a un médico antes de empezar. Esto te permitirá saber si estás en condiciones de empezar o no. No debes desobedecer o hacer caso omiso de lo que diga el médico, hacerlo podría ser altamente perjudicial para tu salud y tu vida.

Después de algunas semanas, verás que es algo fácil de hacer. Para entonces ya te habrás acostumbrado al sistema y podrás incrementar las horas de ayuno o cambiar tu enfoque para obtener los resultados deseados.

¿Por qué no empezar hoy y ver la bondad del ayuno intermitente? No te apresures a obtener un resultado rápido. Tómalo con calma, como dice el dicho, "El viaje de las mil millas comienza con un paso".

ELEGIR LA DIETA CETOGÉNICA PERFECTA

La idea de tener que tomar una decisión nos pone bajo presión la mayoría de las veces. Sé que debe ser una tarea complicada elegir la forma de dieta cetogénica que harás según los resultados que quieres. Además, no quieres participar en una dieta que no te dé los beneficios deseados. Por eso estoy aquí, para guiarte y ayudarte a elegir la dieta cetogénica ideal para ti. Como he mencionado antes, la dieta cetogénica tiene varios enfoques que incluyen:

1. La dieta cetogénica estándar
2. La dieta cetogénica dirigida
3. La dieta cetogénica cíclica
4. La dieta cetogénica alta en proteínas
5. El Ayuno de ahorradores de proteínas modificado

Voy a explicar lo que cada uno de ellos implica, los requisitos, las normas y para quién es más adecuado.

LA DIETA CETOGÉNICA ESTÁNDAR

Esta es probablemente la forma más básica de la dieta cetogénica. Es utilizada por la mayoría de las personas que eligen la dieta cetogénica. Implica la ingesta de 50 gramos de carbohidratos, o menos. Esta ingesta te ayuda a permanecer en el estado de cetosis y ha sido probada y recomendada por los testimonios de personas que la respaldan. La dieta cetogénica estándar es utilizada principalmente por las personas que son nuevas en la dieta. Es para la pérdida rápida de peso, para las personas que desean mantenerse en forma y perder peso. Por lo tanto, si eres casi obeso o sientes que has aumentado de peso recientemente, esta es la mejor opción para ti. Es bastante fácil: tu suministro de energía provendrá de las proteínas y grasas que comas. Lo que requiere es una reducción drástica de las calorías y carbohidratos que ingieres. Requiere que aumentes el número de grasas que comes: esto complementará el suministro de energía que normalmente aporta los carbohidratos.

Si eres oficinista, esta es la mejor opción para ti. Funciona sin estrés.

LA DIETA CETOGÉNICA DIRIGIDA

Si te gusta hacer ejercicio, creo que te gustará ver esto. La dieta cetogénica dirigida te permite consumir de 30 a 50 gramos de carbohidratos en un día. Tal vez te preguntes cómo quemarás las calorías. Es muy sencillo. La TKD es principalmente para las personas que hacen ejercicio, por lo que las calorías se queman durante los entrenamientos. La ingesta de carbohidratos puede ser inmediatamente antes o después del entrenamiento. Las calorías se queman durante los entrenamientos y el ejercicio.

Si no te gusta hacer ejercicio, esta opción no es para ti. Quizás estés demasiado ocupado para hacer ejercicio o ir al gimnasio; entonces tampoco es para ti. Si tu trabajo requiere mucho tiempo, no se aconseja que adoptes este enfoque de la cetosis. Si tienes tiempo libre en tu agenda, esta opción está diseñada para ti.

Hay una historia de una mujer que hacía mucho ejercicio, pero después de casarse, dejó de hacerlo. Ganó mucho peso y no pudo mantenerse en forma de nuevo. Estaba a punto de salir a buscar trabajo, pero tenía miedo de no ser aceptada debido a su tamaño corporal. Yo le recomendaría esta opción porque no solo perderá peso y conseguirá trabajo, también podrá volver a su antiguo pasatiempo de hacer ejercicio, que se ha dicho que mantiene alejado al médico. Amantes del ejercicio, esta versión es para ustedes.

LA DIETA CETOGÉNICA CÍCLICA

Como ya saben, la dieta cetogénica es conocida no solo por la reducción de peso. También trata otros trastornos como la presión arterial alta, enfermedades cardíacas, cáncer, hígado graso, etc. Esta forma de dieta cetogénica es únicamente para los atletas.

Para atletas profesionales cuyos deportes requieren mucha energía, como levantadores de pesas, corredores de resistencia, futbolistas, etc. Si no eres uno de ellos, no es para ti.

Por lo tanto, no lo intentes, de lo contrario no verás los resultados deseados. La dieta cetogénica cíclica requiere un alto nivel de consumo de carbohidratos, pero estos carbohidratos se queman durante tus actividades deportivas. Necesitas consumir un alto nivel de carbohidratos dos días antes de tu competencia con el fin de recargar completamente tu almacenamiento de glucógeno. Esto aumentará la masa muscular y tu fuerza, aunque también puede conducir al almacenamiento de grasa. Realmente ayudará al estado de alerta mental, el desarrollo cognitivo y, como se ha dicho antes, en la mejora del crecimiento y la potencia muscular.

Es principalmente para los atletas de alto rendimiento. Si no eres uno de ellos, no lo intentes. Si lo haces, no podrás quemar toda esa cantidad de carbohidratos y, en lugar de perder peso, ganarás peso.

LA DIETA CETOGÉNICA ALTA EN PROTEÍNAS

Este enfoque de la dieta cetogénica es para las personas que desean eliminar el exceso de grasa. Es decir, si tienes sobrepeso o eres obeso, esta es la dieta perfecta para ti. El objetivo de esta dieta es eliminar el exceso de grasa del cuerpo y la eliminación del exceso de almacenamiento de grasa. Requiere una alimentación alta en proteínas que hará que el exceso de grasas se elimine y mantendrá la masa muscular magra. Desarrolla la masa muscular en caso de que quieras hacer ejercicio y también elimina el exceso de grasa que ya está almacenada en el cuerpo. Lo que es sorprendente es que no solo elimina el exceso de grasa en el cuerpo, sino que también lo utiliza como un medio de energía. Mientras haces esta dieta, tendrás que consumir 1,5 gramos de proteína por masa muscular. Esta forma de dieta ayuda a quemar grasas más rápido. Al mismo tiempo que pierdes grasas, mantienes tus niveles de fuerza y energía.

Esta dieta es para las personas que quieren un resultado rápido para alcanzar sus metas de acondicionamiento físico. Es más parecida a la dieta cetogénica estándar, solo que las proteínas son más altas.

Si eres obeso, es aconsejable que pruebes esta opción y verás la diferencia.

EL AYUNO DE AHORRADORES DE PROTEÍNAS MODIFICADO

Esta es una modificación muy restrictiva de la dieta cetogénica. Incluye principalmente proteínas magras y se mantiene en 600-1000 calorías al día. Está diseñada como una solución temporal para dar inicio a la pérdida de peso, mientras se preserva la masa muscular. Los que están en ella evitan la carne que tiene contenidos más altos de grasa. No agregues grasa mientras cocinas y continúa evitando los carbohidratos. La grasa que producen los cuerpos cetónicos proviene principalmente de la grasa que se almacena en el cuerpo. Este modelo es grandioso temporalmente, pero no es sostenible para tu estilo de vida.

Esta dieta es bastante prometedora para las personas que tienen sobrepeso. La dieta sirve como una especie de truco en el esquema de reducción de peso. Pero no es realmente aconsejable incluirla en un estilo de vida a largo plazo.

Arriba hay varios enfoques de la dieta cetogénica, muchos requisitos e instrucciones a seguir. Todo lo que tienes que hacer es imaginarte en cada uno de los enfoques y ver cuál de ellos se ajusta a tus deseos y objetivos de acondicionamiento físico. También busca el que mejor se adapte a tus horarios y sea mejor para ti. Es mejor consultar a un médico o a un dietista para evitar repercusiones negativas en tu salud y bienestar. Todas las variables han sido presentadas, ahora escoge una y tu vida nunca será la misma.

9

QUÉ COMER Y QUÉ NO

No debería representar una sorpresa ver a las personas que hicieron la dieta cetogénica y no han tenido mejorías aún, o que después de una mejoría volvieron a su estado anterior.

No te sorprendas, porque la razón es su ignorancia o la falta de voluntad para seguir las instrucciones sobre qué comer y qué no.

Ha habido muchas especulaciones en Internet acerca de que uno no necesita seguir ninguna regla. Eres libre de hacer cualquier cosa siempre y cuando hagas la dieta cetogénica. Es una mentira descarada y un rumor no confirmado. Ya nos referimos a algunos mitos cuando hablamos de los diversos conceptos erróneos sobre la dieta cetogénica.

La sensación de libertad me viene a la mente cuando empiezo a ver los maravillosos efectos de la dieta cetogénica, pero estas acciones que realizamos durante o después del programa afectan los resultados que veremos, y eso puede ser desalentador.

Estoy aquí para decirte las cosas que debes hacer y las que no debe hacer en absoluto durante el desafío de la dieta cetogénica.

CONTROLA LAS GRASAS QUE COMES

Esta es una de las cosas que debes tener en cuenta durante el desafío de la dieta cetogénica. Debes vigilar el tipo de grasas que pones en tu sistema. Dado que las grasas representan el 80% de las comidas, ¿no vale la pena vigilarlas?

BEBE MUCHA AGUA

Es aconsejado por médicos y profesionales de la salud. Mantenerse hidratado durante la dieta ayuda a la reducción de peso. Mantenerse hidratado es clave para alcanzar las metas de acondicionamiento físico.

CONSUMO DE ALCOHOL

El tema de la ingesta de alcohol es controvertido

para muchos académicos y profesionales. Se ha dicho que no se debe ingerir alcohol durante la dieta cetogénica. Esto se debe a la concentración de carbohidratos en la mayoría de los vinos y cervezas, pero no en todos. Algunos tipos de alcoholes son realmente libres de carbohidratos y eso significa que son muy amigables. Lo que hay que tener en cuenta es la forma en que se consume. Sin embargo, se ha demostrado que la dieta cetogénica aumenta la resistencia que uno tiene al alcohol.

CHATARRA Y BOCADILLO NOCTURNO

Esta es una de las cosas de las que deberías alejarte. Sé que es muy difícil mantenerse alejado de estas cosas porque cuando estábamos solos y nadie nos apoyaba, nos hacían sentir cómodos y deseados.

Pero estas cosas son las que te llevaron a empezar la dieta cetogénica. La mayor parte del tiempo, cuando te miras en el espejo, no te gusta lo que ves, el exceso de peso, y estas son las cosas que causan el exceso de grasa.

Esta comida chatarra es perjudicial para tu salud y puede impedirte alcanzar tus metas de acondicionamiento físico. Así que, indirectamente, la odias, pero aún no lo sabes.

A largo plazo, causan diabetes, altos niveles de azúcar en sangre, problemas renales, enfermedades hepáticas y, sobre todo, obesidad, y esto es lo que estás tratando de prevenir.

Así que comer chatarra es como dispararse en la pierna. El tema de los bocadillos de medianoche es común para la mayoría de nosotros. A veces solo queremos deleitarnos con un bocadillo nocturno de pollo, papas fritas, helado, chocolate, hamburguesa o pizza. Quizás debido a un duro día de trabajo o a que estás haciendo algo espectacular y decides darte un gusto. Es realmente malo y afecta tu organismo. Tal vez te preguntes cómo. Déjame explicarlo.

El organismo tiene un tiempo para estar activo y un tiempo para descansar. Se ha dicho que el sistema digestivo descansa de 10pm-4am. Por lo tanto, tomar un bocadillo a medianoche no solo es tomar el riesgo de indigestión, sino también desgastar los órganos del cuerpo porque no tienen tiempo para descansar. Puede ser tentador y no será fácil de dejar de hacerlo, pero considéralo un obstáculo para alcanzar tus metas de acondicionamiento físico. No es un consejo, es una necesidad: deja de comer bocadillos y chatarra a altas horas de la noche. Cumplir con esto acelerará el ritmo de pérdida de peso.

COSAS QUE HACER Y COSAS QUE NO

HAZ EJERCICIO CUANDO SEA OPORTUNO

Si eres del tipo que hace ejercicio, se recomienda que hagas ejercicio junto con el desafío de la dieta cetogénica. Existe la idea equivocada de que la dieta cetogénica no permite hacer ejercicio mientras la haces. Esta es una mentira descarada. Hacer ejercicio durante la dieta ayuda a restaurar la masa muscular, la energía y a mantenerse en forma.

En caso de que tu horario no te permita ir al gimnasio o hacer ejercicio, no es necesariamente importante hacer ejercicio en un gimnasio. Si no puedes entrar al gimnasio, también puedes comprar un DVD de ejercicios para hacer en casa.

VIGILA TUS CALORÍAS

Esto es muy importante para cumplir con éxito el desafío de la dieta cetogénica. Trata de observar el número de calorías que ingieres, ya que consumir en exceso no solo arruinará tus resultados, también se acumularán en tu organismo, lo que te llevará a ganar más peso en lugar de perderlo. Vigila tu ingesta de calorías para obtener el resultado deseado.

EVITA LA COMIDA RÁPIDA

El hecho de conseguir hamburguesas fácilmente en un restaurante de comida rápida no significa que sea saludable. Estos alimentos están llenos de productos químicos y conservantes. La mayoría de las veces, no usan queso real. Incluso la ensalada puede tener azúcar oculta.

No busques información sobre lo que comes después de haberlo ingerido. Busca la información antes de empezar a comer.

10

CONSEJOS SOBRE LA DIETA CETOGÉNICA

Te daré algunos consejos que te ayudarán con el desafío de la dieta cetogénica. Los consejos son una especie de atajos para tener una dieta cetogénica exitosa.

ELIMINA LOS CARBOHIDRATOS DE TU COCINA

La mayoría de las personas solo se apegarán a la dieta cetogénica si tienen acceso a alimentos cetogénicos saludables. Esto ayudará a evitar que sean presa de los alimentos concentrados en carbohidratos que hay en la despensa. Limpia tu cocina de alimentos con alto contenido en carbohidratos como pasteles, pan, papas, refrescos, arroz y dulces. Esto ayudará en gran medida a lograr la dieta cetogénica.

TEN A MANO BOCADILLOS CETOGÉNICOS

Tener que preparar muchas comidas caseras es un gran reto para las personas que realizan la dieta cetogénica. Hay una solución: ¿por qué no comer bocadillos cetogénicos cuando tienen hambre y no están en casa?

Puedes comprar bocadillos cetogénicos como huevos duros hervidos, cecina de res, tocino precocido, guacamole preparado, etc., o puedes obtenerlos en cualquier lugar. Puedes preparar la mayoría y eso evitará que compres bocadillos con alto contenido de carbohidratos.

COMPRA UNA BÁSCULA PARA ALIMENTOS

Esto puede sonar sorprendente, pero es bastante crucial. Como se ha dicho, "las gotas de agua hacen un océano". La cantidad de comida que ingieres es importante incluso en su forma más pequeña. Compra una báscula para pesar tus alimentos y asegúrate de comer el tamaño apropiado, porque incluso una porción mínima puede hacer la diferencia.

Por ejemplo, dos cucharadas adicionales de mantequilla de almendras resultan ser 200 calorías y 6 gramos de carbohidratos adicionales. No es necesario que uses la báscula hasta el final de tu desafío. Es sólo para que puedas obtener la medida correcta y luego puedes medir todo visualmente a medida que continúas.

HAZ EJERCICIO CON FRECUENCIA

Lo he mencionado varias veces. El ejercicio permite que tu cuerpo descomponga el glucógeno que tiene almacenado. También te ayuda a estar en forma y saludable, y a mantener tu masa muscular. Además te fortalece.

INTENTA AYUNAR DE FORMA INTERMITENTE

Este es uno de los consejos más efectivos que para alcanzar tus metas de acondicionamiento físico. Te ayuda a entrar en cetosis y a perder peso. Esto significa que no comes nada que contenga calorías durante un período de tiempo determinado. Un estudio de Harvard ha demostrado que el ayuno intermitente manipula tus mitocondrias de tal manera que hace que la dieta cetogénica alargue tu vida. Cuando dejas de consumir calorías durante algún tiempo, tu cuerpo empieza a descomponer el exceso de glucosa obtenido por el consumo de carbohidratos.

INCLUYE EL ACEITE DE COCO EN TU DIETA

El aceite de coco contiene grasas llamadas triglicéridos de cadena media que te ayudan a entrar rápido en cetosis. A diferencia de otras grasas, los MCT se absorben rápido en el hígado, donde pueden utilizarse como energía o convertirse en cetonas.

PREGUNTAS FRECUENTES Y RESPUESTAS

Responderé a las preguntas más frecuentes sobre la dieta cetogénica.

¿Pueden las mujeres embarazadas hacer la dieta cetogénica?

La dieta cetogénica ha resultado segura en las mujeres que la han hecho y para los médicos que la han administrado a sus pacientes durante el embarazo. No puedo decir que sea correcto porque no hay ninguna investigación o estudio científico que lo demuestre. Hay cierta falta de conocimiento al respecto. La dieta cetogénica puede ser muy útil en caso de diabetes gestacional. Se aconseja tener precaución con la dieta cetogénica durante el embarazo, a menos que persigas un beneficio durante este período.

¿A qué nivel deben estar mis cetonas durante la cetosis?

En general, tus cetonas deben estar por encima de 0,5 mmol/l.

¿Puedo desarrollar músculos mientras hago mi dieta cetogénica?

¡Pues claro! Incluso se aconseja hacerlo, aunque no es obligatorio. Puedes lograrlo yendo al gimnasio; incluso puedes comprar el DVD de entrenamiento si no tiene tiempo para ir al gimnasio. Como he dicho antes, no es obligatorio.

¿Cuánto tiempo puedo hacer la dieta cetogénica?

¡Tanto como lo desees! La dieta cetogénica es un estilo de vida. Puedes hacerla todo el tiempo que lo desees.

¿Cuánto tiempo se tarda en tener cetosis?

Esta es una pregunta popular entre los que empiezan la dieta cetogénica. En realidad, varía en dos o más semanas. Las personas con más resistencia a la insulina suelen tardar más tiempo en entrar en cetosis. Las personas delgadas y jóvenes generalmente llegan a la cetosis más rápido.

CONCLUSIÓN

Esto nos lleva al final de nuestro libro. Sé que de una forma u otra has entendido y obtenido las herramientas perfectas que te ayudarán a superar el desafío de la dieta cetogénica.

No es tan fácil, es como conducir un coche: al principio es muy difícil de comprender y tienes miedo de chocar. Cuando empiezas a conducir, el camino parece confuso. Este libro serrá la herramienta que usarás para saber perfectamente cómo conducir, sortear los obstáculos y llegar a la línea de meta.

Cuando aprendes a conducir, no sabes de inmediato cómo adelantar, cambiar de carril o usar los dispositivos del coche, tampoco cómo dar marcha atrás o tocar la bocina. Todo es un aprendizaje. Como dije antes, "el viaje de las mil millas comienza con un paso". Y es un paso tras otro. Este libro te ayudará y guiará a través de este viaje.

Ha sido un gran placer para nosotros impartir y encender la antorcha que señala el camino para ustedes. Estamos encantados de que este libro haya sido una herramienta para modificar su vida y llevarlos a la línea de meta en este viaje de mil millas.

La dieta cetogénica, si no la mejor, es una de las mejores maneras de reducir el peso corporal y el exceso de grasa. Fue diseñada para el tratamiento contra las convulsiones, pero es como una cebolla de bendiciones. Dentro de ella hay muchos beneficios y capas de tratamiento. Ha sido probada y muchos científicos de todo el mundo confían en ella.

Visita a tu médico para estar seguro de estar apto para este increíble camino, porque también necesitas el punto de vista de un experto.

Gracias por leer nuestro libro, que puedes compartir con todos los que te rodean, porque con este texto el mundo puede ser un lugar mejor. Deja que la dieta cetogénica sea parte de tu vida porque no es una dieta, ¡es un estilo de vida!

¡Muéstrale al mundo tu estilo de vida!

www.ingramcontent.com/pod-product-compliance
Lightning Source LLC
LaVergne TN
LVHW101920220826
846093LV00009B/319

* 9 7 8 9 6 5 7 0 1 9 8 2 5 *